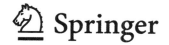

Manual of Fertility Enhancing Hysteroscopy
促进生育力的宫腔镜操作手册

［印］希哈·贾殷
［印］达塔普拉萨德·B.伊纳姆达　主　编

张翠莲　张少娣　主　译

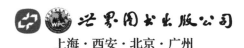

上海·西安·北京·广州

图书在版编目（CIP）数据

促进生育力的宫腔镜操作手册／（印）希哈·贾殷，
（印）达塔普拉萨德·B.伊纳姆达主编；张翠莲，张少娣
译. 一上海：上海世界图书出版公司，2020.5
ISBN 978－7－5192－7397－2

Ⅰ.①促… Ⅱ.①希… ②达… ③张… ④张… Ⅲ.
①子宫疾病—内窥镜检—手册 Ⅳ.①R711.740.4－62

中国版本图书馆 CIP 数据核字（2020）第 053474 号

First published in English under the title
Manual of Fertility Enhancing Hysteroscopy
edited by Shikha Jain and Dattaprasad B. Inamdar
Copyright © Springer Nature Singapore Pte Ltd., 2018
This edition has been translated and published under licence from
Springer Nature Singapore Pte Ltd.

书　　名　促进生育力的宫腔镜操作手册
　　　　　Cujin Shengyuli de Gongqiangjing Caozuo Shouce
主　　编　〔印〕希哈·贾殷　〔印〕达塔普拉萨德·B.伊纳姆达
主　　译　张翠莲　张少娣
责任编辑　沈蔚颖
装帧设计　袁　力
出版发行　上海世界图书出版公司
地　　址　上海市广中路 88 号 9－10 楼
邮　　编　200083
网　　址　http://www.wpcsh.com
经　　销　新华书店
印　　刷　杭州宏雅印刷有限公司
开　　本　787mm×1092mm　1/16
印　　张　15
字　　数　200 千字
印　　数　1－2200
版　　次　2020 年 5 月第 1 版　2020 年 5 月第 1 次印刷
版权登记　图字 09－2019－304 号
书　　号　ISBN 978-7-5192-7397-2/R·548
定　　价　180.00 元

译 者 名 单

主 译
张翠莲　张少娣

副主译
于　岚　陈圆辉

译 者
（按照姓氏音序排序）

陈圆辉　河南省人民医院

姜李乐　河南省人民医院

姜月宁　河南省人民医院

李　妍　河南省人民医院

罗颖鎏　河南省人民医院

王　倩　河南省人民医院

徐晓航　河南省人民医院

于　岚　河南省人民医院

张翠莲　河南省人民医院

张少娣　河南省人民医院

张亚楠　河南省人民医院

译者序

　　随着辅助生殖技术在临床广泛应用,针对女性生育力评估的研究或著作越来越多,但是宫腔因素与生育力评估方面的书籍和资料较为少见。宫腔作为胚胎着床的"土壤"和胎儿发育的"温室",对于女性生育的影响至关重要,这是我们团队选择翻译此著作的主要原因之一。我们希望这本书对生殖医学专业的医生、基层妇产科医生、妇产科学及生殖医学的研究生等有所帮助,以便更好地为不孕症患者服务。

　　我们团队翻译此书的主要原因如下:首先,目前市场上缺少针对不孕症或者女性生育力相关的宫腔镜专著,众多生殖专业临床医生及妇科医生在遇到有生育要求的女性时,常常面临以下困惑:是否需要宫腔镜检查或者治疗,选择何种宫腔镜治疗更有利于患者生育,如何评估宫腔镜治疗后最佳生育时机等。本书在子宫内膜息肉、子宫肌瘤、苗勒管异常及宫腔粘连等常见的宫腔病变方面,针对上述疑问进行了详尽阐述,可以较好地指导临床医生和患者进行合理选择;其次,与既往宫腔镜主要关注妇科疾病不同,本书重点突出了宫腔镜在不孕症患者中的应用,例如宫腔镜在辅助生殖技术及输卵管疾病中的应用,重点介绍了以提高临床妊娠率为目的的宫腔镜检查和治疗的时机以及方法,并指出了宫腔镜在辅助生殖技术中应用的新进展如宫腔镜下胚胎移植、宫腔镜下输卵管栓堵术、宫颈修整术等,使我们可以更全面地认识宫腔镜检查和治疗在生殖医学领域的重要性。

　　本书内容全面,受众广泛,不但介绍了常见宫腔异常的检查和治疗,而且还详细介绍了宫腔镜的器械、麻醉选择、适应证、禁忌证及并发症等,既可以提高生殖医学及妇科临床医生手术操作水平,也可以指导基层医生、实习生、研究生学习相关知识及相关操作技能。作为在业内有一定影响力的省级生殖医学中心，除了提高自身业务水平外，还肩负着传播新技术新进展、培养年轻医生和基层医生的任务，这是我们团队翻译此书的初衷，也是激励我们前进的力量！

作为本书的译者，我们在翻译过程中力求客观如实地呈现原著的内容。在本书的翻译过程中我们也发现了一些争议之处，例如Essure节育器于2002年经美国食品药品监督管理局（FDA）批准上市后，由于其不良反应较多已停用，目前有其他装置用于输卵管栓堵。针对这些有争议的内容，我们可以采用批判的态度学习，取其精华去其糟粕，力求达到学以立德、学以增智、学以致用。

感谢世界图书出版公司及沈蔚颖编辑对我们的信任和指导，感谢河南省人民医院生殖医学中心年轻的翻译团队成员，感谢赵艳副主任医师在翻译过程中针对专业知识提出的宝贵建议，感谢在本书翻译、校对、排版、出版过程中所有幕后工作人员。

我们相信，认真阅读此书一定可以给您的理论知识和实践能力带来巨大收获，并启发您在临床工作中更好地使用宫腔镜进行检查和治疗。由于本书的翻译出版需要一定的时间，故书中可能个别观点已相对滞后，同时由于水平、时间和篇幅的限制，不足之处还请广大读者批评指正。

河南省人民医院生殖医学中心

2019 年 7 月 16 日

主编简介

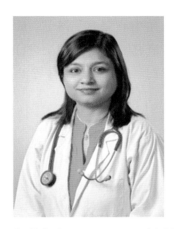

希哈·贾殷（Shikha Jain），临床医学学士（MBBS），医学博士（MD），食物营养委员（生殖医学）FNB（Rep Med），印度大学妇产科研究员（FICOG），印度新德里Dreamz IVF 中心的主任与首席咨询师。在印度著名的萨罗吉尼·奈都（Sarojini Naidu）医学院获得了临床医学学士学位，并在甘地（Gandhi）医学院获得了妇产科学医学博士学位。之后在新德里希尔甘加拉姆（SirGanga Ram）医院的辅助生殖中心完成了博士后的工作。学生期间获得了印度的各项奖学金，2002 年获得印度瓦希（Dr. P. N. Wahi）比赛的金牌，2011 年在印度全国不孕症知识竞赛中获得了一等奖，获得过 FNB 最佳学生奖，2013 年获得最佳临床演讲讲者。

贾殷医生在临床研究中也颇具造诣，发表过多篇论文，同时也是多个杂志的同行评审，包括《国际生育和不孕杂志》等杂志，并参加多次不孕症方面的讲座及培训。

贾殷医生是印度生殖医学协会人工授精方面的主任委员，印度生殖医学会生殖内分泌成员，印度新德里妇产科协会和妇科产科联合协会不孕症专业委员。贾殷医生同时是生殖医学、妇科内镜和 IVF 方面的专家，目前致力于通过临床研究来提高 IVF 的成功率及保存癌症患者生育力的工作。

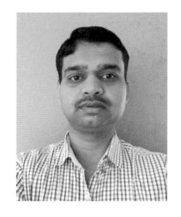

达塔普拉萨德·B.伊纳姆达（Dattaprasad B. Inamdar），外科硕士（MS），获得营养委员会证书（DNB），食物营养委员［生殖医学，FNB（Rep Med）］副教授，就任于巴拉蒂（Bharati）医院妇产科的生殖中心，在新德里西尔甘加拉姆（Sir Ganga Ram）医院的辅助生殖中心完成了博士后的工作。热衷于研究工作，目前主要进行不孕症的诊疗工作，致力于辅助生殖技术和妇科内镜手术在不孕症患者中的应用研究。

作 者

Aanchal Agarwal, DGO, DNB, FNB (Rep Med) Department of Infertility, IVF & Reproductive Medicine, B L K Superspeciality Hospital, New Delhi, India

Nameeta Mokashi Bhalerao, MBBS, MS (ObGy), DNB, FNB, PGDMLE Nova IVI Fertility services, Pune, India

Amitabh Dutta, MD Department of Anaesthesiology, Pain & Perioperative Medicine, Sir Ganga Ram Hospital, New Delhi, India

Shalu Gupta, MS, DNB, MNAMS, FNB IVF and Fertility, Cloud 9, Gurugram, Haryana, India

Shruti Gupta, MD (AIIMS), DNB, FNB Milann Kumarapark, Bengaluru, Karnataka, India

Parag Hitnalikar, MD (OBGY), FNB (Reprod Med) Orion Hospital, Pune, Maharashtra, India

Ruby Hall Clinic, Pune, Maharashtra, India

Dattaprasad B. Inamdar, MS, DNB, FNB (Rep Med) Department of Obstetrics and Gynecology, Bharati Vidyapeeth (Deemed to be University) Medical College, Pune, India

Shikha Jain, MBBS, MD, FNB (Rep Med), FICOG Dreamz IVF, New Delhi, India

Bimal John, MS, Dip. AES, Dip. MIS Credence Hospital, Trivandrum, Kerala, India

Mandeep Kaur, MD, FNB (Reprod. Med.) Nova IVI, Jalandhar, Punjab, India

1 ◀▮▮

Jyoti Mishra, MD (**Obs & Gyn**) Jaypee Hospital, Noida, UP, India

Ruma Satwik, DGO, DNB, FNB (**Reprod Med**) Centre of IVF and Human Reproduction, Institute of Obstetrics and Gynaecology, Sir Gangaram Hospital, New Delhi, India

Pinky Ronak Shah, DGO, DNB, FNB (**Reprod Med**) Morpheus Fertility Centre, Mumbai, Maharashtra, India

Sangita Sharma, MD (**OBGY**), **DNB, FNB** (**Reprod Med**) Manipal Fertility, Manipal Hospital, Jaipur, Rajasthan, India

Shilpa Sharma, DGO, DNB, MNAMS, FNB Aveya Natural IVF Fertility Centre, Delhi, India

序

　　宫腔镜对现代医学发展有着里程碑的意义,其带来的影响是革命性的。诊断性和治疗性宫腔镜操作可以通过阴道探查女性生殖道从宫颈到输卵管近端的异常。宫腔镜不仅侵入性小,而且可以明确地诊断女性宫腔的病理状态,因此,所有的妇产科医生都在积极地学习宫腔镜的相关知识及相关操作技巧。此版本的著作配合图文,并有可靠的文献支持,清楚地阐述了宫腔镜诊断与治疗的方法。本书从最基础的设备到各种宫腔操作包括生殖道异常、肌瘤、宫腔粘连等均有详细的介绍。这本手册给需要了解及掌握宫腔镜操作的医生提供了便捷、准确的指导。

卡伊罗(Cairo),埃及

乌萨马·舒基(Osama Shawki)

吉森(Giessen),德国

前　言

　　"宫腔镜"一词来源于希腊语 *hystera*（子宫）和 *skopeo*（可视）。宫腔镜检查是通过内镜对宫颈及子宫内环境的可视探查。科曼德·潘塔莱奥尼（Commander Pantaleoni）医生在 1869 年首先完成了第一例宫腔镜手术，直到 1970 年之后，宫腔镜检查才开始飞速发展。目前宫腔镜检查已经成为检查宫腔环境及矫正宫腔畸形的有效手段。

　　尽管关于宫腔镜操作与适应证的论著与手册已经十分丰富且详尽，但是宫腔镜操作在不孕症方面的应用尚无系统的指南。本手册的目的在于介绍宫腔镜手术在女性不孕症的诊断和治疗方面的应用。本手册将从基础开始，首先介绍宫腔镜的设备和器械，适应证和禁忌证以及麻醉的选择。然后介绍不同种疾病对应的手术方式，如子宫内膜息肉切除术、宫腔粘连分离术、肌瘤切除术等。同时，本手册也将涉及宫腔镜在输卵管相关疾病中的诊治。

　　本手册联合了不孕症、宫腔镜及辅助生殖技术方面的专家，配以插图和详细的说明，旨在帮助妇产科及辅助生殖专业医生更清楚地了解和应用宫腔镜。因此，本手册的编著有以下突出的特点：

- 指明了宫腔镜在诊断和治疗宫腔疾病中的实用性处理措施，同时给出了不同临床问题的解决方法。
- 更新了自然或者辅助生殖妊娠过程中宫腔病变处理方法的新进展。
- 所有手术操作规则清楚简洁，并有最新的证据支持。
- 以图表、插图等形式清楚地展示宫腔镜的诊断及操作标准。
- 高分辨率的彩色插图便于读者更清晰地理解。

　　此手册作为一本快速入门指南，为年轻妇产科大夫提供了有效的指导。我们希望本书的读者可以受益于这本实操性强的指导性书籍。

　　"知识指导眼界，眼界引导行动。"

希哈·贾殷（Shikha Jain）

印度，新德里

达塔普拉萨德·B.伊纳姆达（Dattaprasad B. Inamdar）

印度，浦那

致　谢

　　首先感谢支持这项工作的所有患者和朋友,同时要感谢编纂这本书的所有不孕症方面的专家,正是有了他们无私的贡献,才成就了这本实用性操作手册。感谢每个家庭对这项工作的支持。感谢埃蒂·迪内希(Eti Dinesh)博士和施普林格自然出版集团对我们的帮助。最后,感谢一路走来给我们指导的各位老师,让我们在探索知识的道路上不断前行。

希哈·贾殷(Shikha Jain)

达塔普拉萨德·B.伊纳姆达(Dattaprasad B. Inamdar)

目　录

宫腔镜概述及一般原则 1

1.1 概述

宫腔镜一词来源于希腊语 *hystera*（子宫）和 *skopeo*（可视）[1]。宫腔镜检查是以内镜为基础的对宫颈和子宫内环境的一项可视性检查。目前认为宫腔镜是评估宫腔内环境的金标准[2]。然而，宫腔镜因其侵入性和较高的花费，并未成为首选检查手段，通常是在无创性检查怀疑子宫异常后才作为确诊的检查或治疗手段。

目前，二维超声是宫腔非侵入性检查的首选方法[3]。但是，对于临床可疑息肉、宫腔粘连、子宫肌瘤、发育畸形、流产残留物和宫腔异物等需要进一步检查明确。虽然宫腔镜在不孕症诊治中的应用越来越受到关注，但是相关的证据支持仍然欠缺[4]。除了二维超声和宫腔镜，其他评估宫腔的方法还有三维超声、输卵管造影和磁共振成像（maganetic resonance imaging，MRI）。

在体外受精（in vitro fertilization，IVF）前常规行宫腔镜检查，宫腔异常的发生率为 11%~50%，而这些异常是胚胎种植失败的潜在风险[5-7]。有学者提出在 IVF 前进行宫腔镜检查有助于提高 IVF 成功率，特别是有胚胎种植失败史的女性[8]。宫腔镜对子宫内膜的调节作用在胚胎移植前 50 天的效果是最明显的[9]，可能的机制为宫腔检查对子宫内膜的刺激及膨宫作用或者宫腔镜的检查使移植更易于操作。

对于难治型子宫内膜薄者，首选宫腔镜进行诊断与治疗[10]。有些情况下，宫腔镜联合三维超声、MRI 或腹腔镜可以达到更好的诊断或治疗效果。

相对于传统的清宫术，宫腔镜可视下精准清除宫腔内妊娠残留物降低了宫腔粘连的发生率,更好地保护了子宫内膜[11]。随着宫腔镜器械的优化,门诊宫腔镜由于侵入性小、操作时间短、并发症少等优点被更多的医生和患者所接受。

1.2 现代宫腔镜的发展

Philip Bozzini 是探索人类体内空腔和间隙的第一人,被称为腔镜之父,他曾用腔镜探查了膀胱[12]。1869 年,Commander Pantaleoni 在一位绝经女性身上完成了第一例宫腔镜操作,成功地用硝酸银处理了患者的宫腔息肉。随后,Charles David 发明了有玻璃罩的光源,这使得宫腔镜的视野更加清晰[13]。同时,由于最初应用的无菌水膨宫容易出现溶血和肾脏损伤,仅膨宫介质的选择存在较大争议。

1928 年,C. J. Gauss 提出应用液体膨宫,1934 年,C. Schroder 提出理想的膨宫压力为 30 mmHg,这样既保证了足够的视野,又不会导致液体从输卵管中漏出[14]。1947 年,Creevy 等提出用等张葡萄糖溶液作为膨宫介质[15]。

1970 年后,宫腔镜进入快速发展阶段,这其中包括冷光源的应用,Harold Hopkins 发明的轻薄的柱面透镜[16],以及 Lindemann 提出用二氧化碳作为膨宫介质[17]。到 1974 年,Karin Edstrom 和 Ingmar Fernstrom 创立了宫腔粘连和子宫纵隔切除的手术方法[18]。

电切镜的发展不能归结于某一方面的贡献,其发展主要依靠三大进步:白炽灯的发明、高频电流和外鞘的应用[19]。Maximilian Stern 首次使用"电切镜"一词[20]。1975 年,Iglesias 等使得电切镜可以在持续膨宫灌注下进行手术操作[21]。

随着科技的不断进步,宫腔镜的应用也在飞速前进,从最早期的简单诊断发展到现在有挑战性的手术,比如避孕手术、瘢痕的清除及宫颈妊娠的处理等。

1.3 术前注意事项

宫腔镜操作的术前准备是非常重要的。手术前术者需要充分了解患者的基本情况及诉求。宫腔镜检查是否应该在不孕症尤其是输卵管造影正常的女性中常规进行，目前仍然存在争议。其他存在争议的问题还包括选择何种麻醉、住院时间、在检查过程中是否同时进行治疗性的手术、费用问题等。与此同时，充分的术前沟通与正确签署知情同意书也是十分重要的。

目前比较推荐预防性使用抗生素来降低术中和术后的感染风险，尤其是对于宫腔镜手术操作。宫腔镜检查或手术的时机一般选择在卵泡发育早期，尽量避免在潜在妊娠中进行操作，同时也避免了因黄体期内膜过厚导致的操作和诊断困难。米索前列醇、地诺前列酮或者昆布条的应用可以增加宫颈成熟度，便于器械进入宫腔，同时也降低了扩张宫颈的频率。既往的分娩方式、胎次以及雌激素水平均可影响上述药物的效果。与其他药物相比，米索前列醇不仅便宜，在室温下较稳定，使用方便，作用时间短，不良反应与剂量相关，比较容易使用。目前，口服米索前列醇比舌下含服或者经阴道用药更受欢迎[22]。

在门诊宫腔镜操作中，器械进入宫腔时宫颈的牵拉是引起疼痛的原因之一。为避免牵拉，可以应用阴道镜充分暴露宫颈，进而引导器械顺利进入到宫腔。同时，用于膨宫的溶液压力也足以使阴道充分暴露，使器械更容易地进入到宫腔。

1.4　宫腔镜相关器械

熟悉宫腔镜相关器械的工作原理对顺利完成宫腔镜操作是至关重要的。宫腔镜最基本的设备包括摄像主机、显示器、光源、导光束、膨宫系统和带外鞘的宫腔镜。持续的液体流速维持了宫腔内的压力，保证了术者能够更全面地观察宫腔内环境，是宫腔手术顺利完成的必需条件。光源及摄像系统与腹腔镜相似，高分辨率及高质量的光源能帮助医生更好地诊断宫腔疾病。

宫腔镜手术的房间应该设备齐全，设计合理。参与宫腔镜操作的人员必须十分熟悉相关设备，每次术前需要检查仪器是否正常，同时定期检修。显示器必须能够清晰完整地显示手术视野,位置放置合理,使术者和助手能够轻松观察手术视野。宫腔镜的术者必须十分熟悉宫腔镜或者电切镜的组装及膨宫系统地操作(图1-1)。

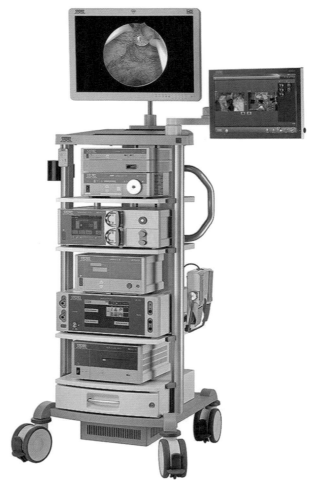

图1-1 宫腔镜的整体系统,包括摄像系统、显示器、光源、液体膨宫系统、能量平台及数据记录系统
(图片由 KarlStorz 提供)

1.4.1 摄像机及显示器

宫腔镜的摄像系统包括显示屏幕、照相控制系统及相关组件。

摄像机可以是固定或移动的,能够根据手术需要调整放大倍数。摄像机把图像信号由光学影像转变为电信号,由电缆传输至显示器再转换为光学影像。最佳的显示系统应该具备高分辨率、高清晰度及强大的放大功能。

1.4.2　光源及导光束

光源产生不同强度及颜色的光来充分暴露整个宫腔(图 1-2)。光源可以是氙灯光源、卤素灯或者 LED 灯。氙气灯因其能产生更高强度且更持久的光源而优于卤素灯,但是其价格相对昂贵。通过导光束可以将光源发出的冷光传输到光学视管。导光束分为光导纤维导光束和液晶导光束,两种均基于光的全反射原理进行信号传输。相比于氙气灯和卤素灯,LED 冷光源寿命更长,而且不需要光缆,也具有一定的优势。

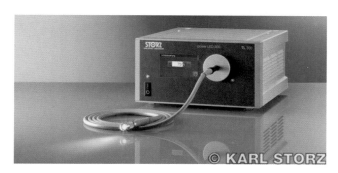

图 1-2　光源及导光束
(图片由 KarlStorz 提供)

1.4.3　宫腔镜镜体(内窥镜)

随着不断探索,不同角度及直径的宫腔镜相继问世(图 1-3)。内窥镜的直径从迷你镜体的 1.2~1.3 mm 到传统的 4~5 mm 不等,镜头角度也分 0~40° 不同视角。25°、30° 和 45° 的内窥镜更适合观察宫角和宫腔侧壁,配合 1°~12° 的镜体可以使术者全方位地观察宫腔。

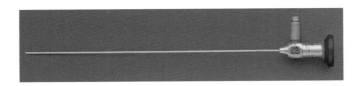

图 1-3 刚性宫腔镜
（图片由 KarlStorz 提供）

1.4.4 镜鞘

宫腔镜的镜鞘可以保护宫腔镜,也是液体或者气体灌流的通路（图 1-4）。宫腔镜的鞘分内鞘和外鞘,内鞘用于液体灌入,有孔的外鞘用于液体排出,由此形成了一个持续灌流系统,同时保证了稳定的膨宫压力。外鞘上有开关可调节出入水量。

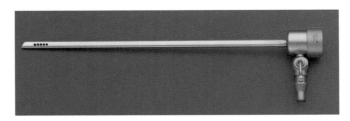

图 1-4 诊断性宫腔镜配有单个进水口
（图片由 KarlStorz 提供）

手术宫腔镜镜鞘还包括了单个或者多个操作通道,因此镜鞘直径也有所差异,直径最小的只有 3.6 mm,这种型号的器械甚至不用扩宫就可以顺利地进入宫腔。手术操作孔道允许 3~7 Fr 的器械通过,如剪刀、抓钳及电极等。双操作通道的镜鞘较单操作通道的镜鞘更粗,可能需要扩张宫颈。

目前最细的宫腔镜已经可以满足手术及检查的需求,但是其存在的问题是小直径降低了光源强度,减小了视野,在宫腔偏大或者出血等情况下操作比较困难。而 4 mm 的内镜配合 7~8 mm 有多个操作通道的外鞘就更容易处理上述情况（图 1-5）,但是更粗的器械往往需要先扩张宫颈,增加了患者的不适感。

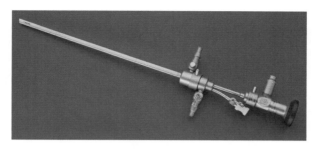

图 1-5 **Bettochi** 宫腔镜,配有单个操作通道及
出水口和入水口
（图片由 KarlStorz 提供）

1.4.5 纤维宫腔镜

纤维宫腔镜直径在 1.8 mm,加上镜鞘直径也只有 3.2 mm,可随
意弯曲,一般不需扩张宫颈,能更加全面地探查宫腔。当子宫极度
弯曲时,纤维宫腔镜检查可以减少损伤。纤维宫腔镜检查优点在于
减少手术痛苦,但是花费较高,检查时间更长,图像的分辨率也
较低。

1.4.6 宫腔电切镜

妇科常用的电切镜联合宫腔镜可在宫腔内进行操作。电切镜自
身有保护装置,非工作状态下其在鞘内处于断电状态,推出鞘后即可
行电切操作(图 1-6)。

1.4.7 宫腔镜的专用器械

为了满足手术操作需求,宫腔镜专用器械包括剪刀、镊子、抓钳、
电切环及导管等。(图 1-7 和图 1-8)这些器械直径从 3~7 Fr 不
等,大多数为半硬性的,以便于在不移动宫腔镜的情况下操作。在整
个操作过程中包括在使用电极时,术者需要保证相关的手术器械均
在视线范围内。单极电极需要应用非电解质类的膨宫液,术者需要
谨慎操作,密切监测以预防液体超负荷、电解质紊乱等并发症,而双
极电极可以应用电解质类的膨宫液,相对较安全。

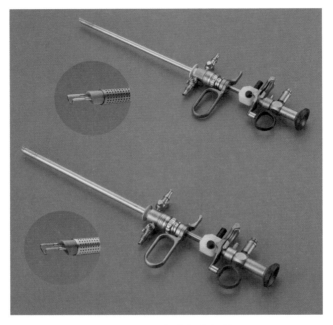

图 1-6　环状单极电切镜
（图片由 KarlStorz 提供）

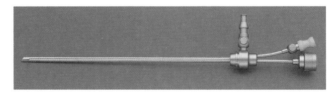

图 1-7　配有操作通道的 5 Fr 操作鞘
（图片由 KarlStorz 提供）

1.4.8　刨削系统

　　这类器械是基于机械类和电能量类的管状切割系统，在粉碎组织的同时可以将已粉碎的组织吸出。使用这套系统的主要并发症包括子宫穿孔、液体超负荷与出血等（图 1-9）。基于目前对此系统有限的认知及厂家提供的数据，其有效性及安全性尚需要进一步的论证[23]。

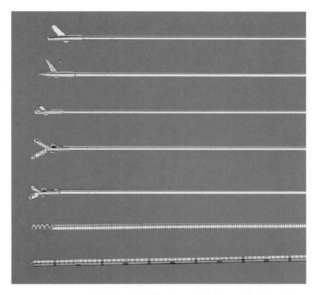

图 1 - 8　半硬性的操作器械 5 Fr,如剪刀、活检钳、抓钳、双极电切镜,双极环状电切镜
（图片由 KarlStorz 提供）

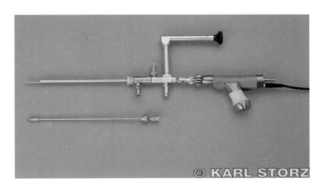

图 1 - 9　刨削系统
（图片由 KarlStorz 提供）

1.4.9　激光

激光的应用给宫腔镜手术提供了另一种可用能源,优点在于其精准性和可以使用电解质膨宫液。常用的激光包括钕钇铝石榴石（Nd - YAG）、KTP - 532、氩及可调染料激光等。这类激光可用于多种手术操作,然而技术水平及花费限制了其临床应用。

1.4.10　记录系统

目前,能够同时记录图像和视频的设备已经广泛应用于宫腔镜手术。选择设备时也应该考虑法医学的因素。图像及视频的准确记录不仅可以为患者提供诊断依据,也可以为医疗鉴定提供证据。术者利用记录系统对手术回顾也可以进一步提高自身手术水平(图 1－10)。

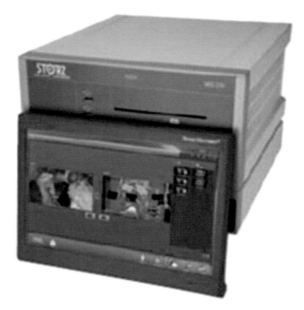

图 1－10　AIDA 记录系统
(图片由 KarlStorz 提供)

1.5　膨宫介质

为获取更加完整的视野,宫腔需要被透明介质以足够的压力撑开,这类的透明介质可以是气体或液体。

1.5.1　气体膨宫介质

二氧化碳是常用的气体膨宫介质,它是人体的天然气体,安全性更高,如进入血液可以快速溶解并由肺排出。二氧化碳的折射系数跟空气接近,因此图像更加真实,但是用二氧化碳作为膨宫介质一定要保证其流量小于 100 ml/min,气体膨宫泵可以很好地解决这一问题。大多数宫腔镜手术流量在 30～40 ml/min,即压力等于 60～70 mmHg 的情况下完成。过高流量的二氧化碳容易导致气体栓塞和出血。

1.5.2 液体膨宫介质

与气体膨宫介质相比,液体膨宫介质有其突出的优势,如视野更清晰,病变失真度较低,光源能量更低,不仅降低了膨宫介质从输卵管渗漏的概率,同时也降低了栓塞风险。液态膨宫介质分为电解质溶液和非电解质溶液,电解质溶液主要包括乳酸格林液、0.45% 和 0.9% 氯化钠溶液,非电解质溶液包括低黏度的 1.5% 甘氨酸、3% 山梨醇或 5% 甘露醇及高黏度的 Hyskon 液。理想的液态膨宫液必须是等张的、透明的、无毒的、不致敏的、不易导致溶血并且可以快速被机体清除的液体。

1.5.2.1 电解质溶液

生理盐水或者乳酸格林液既可以作为诊断性宫腔镜的膨宫介质,也可以用于器械、激光、双极电切等宫腔镜手术。电解质溶液不易导致低钠血症,但是生理盐水的过度吸收(>1.5～2 L)容易导致肺水肿。

1.5.2.2 非电解质溶液

当应用单极电切时,膨宫介质需要选用非电解质溶液,必须准确地记录出入液体量以计算机体吸收的液体量,预防低钠血症和电解质失衡。对于无心血管系统疾病患者,非电解质溶液的吸收量应低于 1 000～1 500 ml,而合并心血管疾病患者,这一数值应低于 750 ml。一旦超出这一范围,应立刻停止操作,同时采取相应措施预防并发症的发生。影响膨宫液渗入血管的因素包括宫内压力、手术时间及手术范围等。

目前并没有指南对膨宫介质的选择进行评价,最近一篇 Meta 分析建议对于诊断性宫腔镜用生理盐水作为常规的膨宫介质优于 CO_2，但尚需更多的 RCT 进一步研究[24]。

1.6 液体灌注系统

与膀胱相比，子宫壁较厚，前壁与后壁紧贴，需要一定的正压才能使其扩张。另外，宫腔内液体在正压下可通过输卵管直接流入腹腔，因此用膨宫泵进行膨宫。膨宫泵通过调整膨宫液的流速来维持宫腔压力（图 1-11）。膨宫泵的目的是用最低的宫内压力，40~80 mmHg，使子宫持续而充分地扩张。一旦宫内压力超过血管动脉压力，过多的膨宫液渗入血管的风险就会增加。最新的膨宫装置可以监测液体流速及压力，从而将宫内压维持在安全的范围。虽然这类装置相对较贵，但是安全的宫内压不仅降低了并发症的风险，也减轻了患者的疼痛。

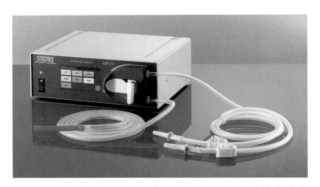

图 1-11 Hamou Endomat 灌注系统，适用于宫腔镜和腹腔镜
（图片由 KarlStorz 提供）

1.7 宫腔镜的电极

在过去的几十年间，基于电能量的手术器械不断升级，这些新的发明使得宫腔镜的手术更加安全有效。手术的电路分为两种，一种为单极电极，电流从负极板通过患者机体流向手术部位。另外一种为双极电极，其电流仅作用于 2 个电极之间的组织，不需要负极板。

膨宫介质的相对非导电性增加了电阻,使操作需要一个较高的起始电压。因此,电器械手术需要较高的电压,术者及助手必须熟悉不同宫腔镜手术操作所需的各种电器械。

1.7.1 单极电极

单级电极的电流由高频发生器产生,可以用于切割和止血(图 1 - 12)。在使用期间尽量应用较低的电流以免损伤周围组织。

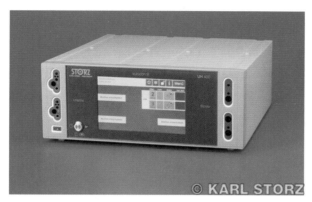

图 1 - 12 单极电极及高频发生器
(图片由 KarlStorz 提供)

1.7.2 双极电极

双极电切镜近年来的应用越来越广泛(图 1 - 13)。当使用电解

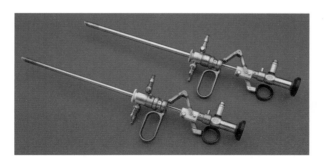

图 1 - 13 双极电切镜
(图片由 KarlStorz 提供)

质膨宫液时,双极电极更加安全[25]。双极系统包括一个双极高频发生器和不同种类的电极。电极顶端的作用点及旁边的回路,减少了组织损伤。

1.8 宫腔镜及其附件的清洗、消毒

每次操作后,宫腔镜及其附件需要及时清洗消毒。宫腔镜手术相关的辅助器械非常容易受损,清洗过程需要轻柔小心。整套器械的消毒常用戊二醛(浓度>2.4%)浸泡 10 小时以上,该方法便宜,且易于接受。另外,也可用环氧乙烷消毒过夜(>15 小时),或者氢气等离子体消毒(50 min cycles)。以上方法均可以有效地清除微生物及孢子。

大多数金属器械可以使用高压蒸汽灭菌,但是光学视管和导光束及含塑料的仪器应避免高压蒸汽灭菌。宫腔镜镜体在使用和清洗过程中必须十分小心,避免碰撞与弯折。从消毒液中取出后,用无菌水充分清洗及干燥,并正确保存。必要时,镜体可以浸泡于戊二醛(>2%,20~45 min),但是该方法不能有效地去除孢子。不同消毒灭菌方法的优缺点见下表(表 1-1)。

表 1-1 常用消毒方法优缺点比较

方　法	优　点	缺　点
高压蒸汽消毒	无毒 穿透性强 循环周期短	不能用于对高温敏感的仪器 可能引起器械生锈 反复使用可能引起器械损坏
过氧化氢消毒	循环周期短 更适用于对高温敏感的仪器 操作简便 无须曝气 没有残留 环保	不能消毒镜头 受仪器尺寸的影响 需要打包 容积小
戊二醛消毒	经多个研究证实可行 适用于多种材料 经济实惠	杀菌活性较慢 有刺激性气味 残留物可能导致血液凝固或组织残留

（续表）

方　　法	优　　点	缺　　点
环氧乙烷消毒	穿透性强 容易操作 适用于多种材料	有毒性,易燃,有致癌性 需要曝气 循环周期长 容积小

1.9　培训注意事项

诊断性宫腔镜的操作比较简单,但是有手术操作的宫腔镜则需要在设备齐全的手术室进行,术者必须熟悉相关操作尽量减少并发症的发生。目前有许多模拟设施可以用于宫腔镜操作的培训,在熟悉仪器组装拆解的同时进行适当的模拟训练是十分有用的(表 1-2)[26]。

表 1-2　宫腔镜手术分级表

1 级	2 级	3 级
诊断及组织活检 摘除小的息肉 摘除宫内节育器	输卵管插管 分离轻度宫腔粘连 摘除有蒂的肌瘤	子宫纵隔切除术 子宫内膜切除术 分离重度宫腔粘连 完全纵隔切除术,摘除向肌层侵犯的 子宫肌瘤

要点

1. 宫腔镜是诊治宫腔异常的金标准。

2. 宫腔镜操作前应用米索前列醇可以增加宫颈成熟度,便于操作。

3. 生理盐水比二氧化碳更适合作为手术膨宫介质。

4. 电解质溶液作为膨宫介质时必须用双极电极。

5. 适当的膨宫压力对手术至关重要,一般宫腔压力保持在 40~80 mmHg,宫腔内压力最大不得超过平均动脉压。

6. 当使用单极电切镜时,膨宫介质需要应用非电解质溶液,同时警惕其不良作用。

7. 宫腔镜下组织粉碎术需要有经验的医生操作。

8. 液体灌注系统可以使宫腔内压力相对稳定,也保证了手术操作的顺利进行。

9. 戊二醛是宫腔镜常用的灭菌方法,过氧化氢等离子体低温法是器械消毒的最佳选择。

10. 宫腔镜术者必须经过系统的培训才能进行相关操作。

(于岚　张翠莲　译　张少娣　校)

参考文献

［1］Gauss CJ. Hysteroskopie. Arch Gynaecol. 1928；133：18.

［2］Bozdag G, Aksan G, Esinler I, et al. What is the role of offce hysteroscopy in women with failed IVF cycles? Reprod Biomed Online. 2008；17：410－415.

［3］Ragni G, Diaferia D, Vegetti W, et al. Effectiveness of sono-hysterography in infertile patient work up：a comparison with transvaginal ultrasonography and hysteroscopy. Gynaecol Obstet. 2005；59：184－188.

［4］Crosignani PG, Rubin BL. Optimal use of infertility diagnostic tests and treatments. The ESHRE Capri Workshop Group. Hum Reprod. 2000；15：1723－1732.

［5］Fatemi HM, Kasius JC, Timmermans A, et al. Prevalence of unsuspected uterine cavity abnormalities diagnosed by offce hysteroscopy prior to in vitro fertilization. Hum Reprod. 2010；25：1959－1965.

［6］Levi-Setti PE, Colombo GV, Savasi V, et al. Implantation failure in assisted reproduction technology and a critical approach to treatment. Ann N Y Acad Sci. 2004；1034：184－199.

［7］Elter K, Yildizhan B, Suntay T, et al. Diagnostic hysteroscopy before IVF：which women are candidates? J Turkish German Gynaec Assoc. 2005；6：217－219.

［8］Pundir J, Pundir V, Omanwa K, et al. Hysteroscopy prior to the frst IVF cycle：a systematic review and meta-analysis. Reprod Biomed Online. 2014；28：151－161.

［9］Karyalcin R. Offce hysteroscopy improves pregnancy rates following IVF.

Reprod Biomed Online. 2012; 25: 261－266.

[10] Weiss A, Shalev E, Romano S. Hysteroscopy may be justifed after two miscarriages. Hum Reprod. 2005; 20(9): 2628－2631.

[11] Hooker AB. Long term complications and reproductive outcome after the management of retained products of conception: a systematic review. Fertil Steril. 2016; 105: 156－164.

[12] Engel RME. Philipp Bozzini-The Father of Endoscopy. J Endourol. 2004; 17(10): 859－862.

[13] Valle RF. Development of hysteroscopy: from a dream to a reality, and its linkage to the present and future. J Minim Invasive Gynecol. 2007; 14(4): 407－418.

[14] Schroeder C. Uber den Ausbau and die Leistungun der Hysteroskopie. Arch Gynakol.1934; 156: 407.

[15] Creevy CD, Webb EA. A fatal hemolytic reaction following transurethral resection of the prostate gland: a discussion of its prevention and treatment. Surgery. 1947; 21: 56－66.

[16] Gow JG. Harold Hopkins and optical systems for urology-an appreciation. Urology. 1998; 52: 152－157.

[17] Lindemann HJ. Historical aspects of hysteroscopy. Fertil Steril. 1973; 24: 230.

[18] Edström KGB. Intrauterine surgical procedures during hysteroscopy. Endoscopy. 1974; 6(03): 175－181.

[19] Nesbit RM. A history of transurethral prostatic resection. In: Silber SJ, editor. Transurethral resection. New York, NY: Appleton-Century-Crofts; 1977. p. 1－17.

[20] Stern M. Resection of obstructions at the vesical orifce. JAMA. 1926; 87: 1726－1730.

[21] Iglesias JJ, Sporer A, Gellman AC, et al. New Iglesias resectoscope with continuous irrigation, simultaneous suction, and low intravesical pressure. J Urol. 1975; 114: 929－933.

[22] Song T. Effectiveness of different routes of misoprostol administration before operative hysteroscopy: a randomised controlled trial. Fertil Steril. 2014; 102: 519－524.

[23] Haber K. Hysteroscopic morcellation: review of the manufacturer and user facility device experience (MAUDE) database. J Minim Invasive Gynecol. 2015; 22(1): 110－114.

[24] Craciunas L. Carbon dioxide vs normal saline as distension medium for diagnostic hysteroscopy: systematic review of randomised controlled trials. Fertil Steril. 2013; 100: 1709－1714.

［25］ Fernandez H. Operative hysteroscopy for infertility using normal saline solution using co-axial bipolar electrode. A pilot study. Hum Reprod. 2000；15(8)：1773 – 1775.

［26］ Gordon AG. Safety and training. Baillieres Clin Obstet Gynaecol. 995；9(2)：241 – 249.

宫腔镜麻醉

2

宫腔镜是妇科及生殖医学进行疾病诊断、治疗和管理的必要干预措施之一。宫腔镜检查作为一种显微操作，近年来发展迅速，应用范围广泛（表 2 - 1）[1,2]，但宫腔镜操作仍富有争议性与复杂性，尤其是预期结果及操作过程中麻醉的影响。除了手术步骤的复杂性，宫腔镜操作时的麻醉管理也同样重要，必须有条不紊地进行[3]。

表 2 - 1　宫腔镜检查适应证

宫腔镜手术	宫腔镜诊断	宫腔镜介入	紧急宫腔镜检查
息肉、肌瘤切除	子宫内膜检查	体外受精（IVF）评价	不明原因阴道出血/痛经
粘连松解术	异常出血评估	输卵管形态分析	
Asherman 综合征	子宫畸形及纵隔诊断		
子宫内膜消融术/活检			
子宫纵隔切除术			

2.1　宫腔镜麻醉管理

宫腔镜手术可在全身麻醉（GA）、局部麻醉（LA）或中央椎管阻滞等麻醉条件下进行。耐受性好、情绪稳定的患者可在药物镇静和 LA 方式下进行宫腔镜操作，但为了得到更好的预期结果，大多数患者还是倾向于选择 GA，以缓解恐惧、减轻手术疼痛与压力、更好适应陌生手术室环境。无论何种麻醉方式，都要重视麻醉的注意事项[3,4]。

2.1.1 患者管理

2.1.1.1 术前准备和空腹状态管理

宫腔镜通常是作为日间手术在上午完成。建议患者早上空腹直接去医院,手术一般选择当天上午进行,以避免不良事件的发生,如低血糖和电解质紊乱、等待时间过长造成的满意度下降及住院时间长和出院延迟等。

一般准备包括手术当天早晨服用抗焦虑药物,患者因其他不适或疾病进行的治疗继续。早上接受手术的患者需禁食,以便更好地进行宫腔镜操作和麻醉。目前的指南提出择期手术患者都必须严格禁食固体食物(6 小时或以上)、流质食物(4 小时以上)和清水(3 小时)[5,6]。对于日间病房行宫腔镜的患者,建议他们按时到院以避免因饥饿而导致的过度禁食不适、焦虑、对麻醉剂血流动力学过度反应、胃酸过多等不良事件的发生。

2.1.1.2 基础疾病

宫腔镜检查适用的年龄范围比较大,从年轻女性到绝经后女性均适用。除了宫腔镜检查之外,患者有可能同时接受其他疾病的药物治疗。对于老年尤其是围绝经期女性,可能患有某些全身性疾病而影响麻醉、宫腔镜评价或治疗效果。因此,在接受麻醉和宫腔镜检查之前,对其合并的全身性疾病进行管理和优化,是获得良好结果的关键[6]。对 40~80 岁的女性,影响宫腔镜手术的最常见疾病包括高血压、糖尿病和甲状腺功能减退等。建议接受规范治疗的高血压患者于早晨服用抗高血压药物,以免操作中出现高血压反应和出血增加,影响宫腔镜的检查和治疗。对首次发现血压升高的患者或有不规范用药史的患者应重新进行评估。对有其他系统性疾病的患者,必要时应进行心脏病评估及其他专业咨询。糖尿病患者应接受全面的麻醉前评估,详细评估其代谢特征(随机和空腹血糖,糖化血红蛋白),如果出现血糖失控、不良代谢状态和渗透性紊乱(如多食、多尿或多饮)的体征/症状,麻醉师应立即将其转至内分泌科做进一步的评估。建议糖尿病患者及其家属手术当天尽早到达手术室进行宫腔镜检查,手术结束后尽早恢复饮食,强烈建议患者当日清晨停服降糖药,降低围术期血糖意外下降的风险。对于合并甲状腺功能减退的患者,建议早晨继续服药。患者如存在上述疾病,应提前告知麻醉师,提供术前1个月内的化验单,并且医患应充分沟通病史和病情控制情况。近年来,接受宫腔镜检查的年轻患者肥胖问题多见,肥胖通常被认为与代谢或内分泌疾病均有关系。肥胖患者的麻醉、宫腔镜操作和术后复苏过程需密切关注。另外,需进行全面评估以确认患者是否存在阻塞性睡眠呼吸暂停(OSA),如果存在则应主动采取措施,避免术后复苏时间延长。除了患有不可控的全身性疾病之外,应特别注意宫腔镜检查的绝对禁忌证。

　　鉴于上述情况,麻醉方式需要根据患者具体情况进行个体化选择。

表2-2　宫腔镜检查禁忌证

患者拒绝 活动性/持续性感染 膨宫液过敏	急性骨盆创伤 癌症(子宫内膜、宫颈、子宫、输卵管)

2.1.2　麻醉管理的内容

2.1.2.1　麻醉选择

　　麻醉方式的选择取决于宫腔镜操作的指征。一般来说"安全"(短效药、苏醒快速)的麻醉方法是最理想的,选择合适的麻醉方式对患者的安全和麻醉质量至关重要。

　　诊断性宫腔镜操作中主要问题是宫颈扩张与宫腔镜进入宫腔的过程,通常使用镇静药物[7]和局部镇痛(如经宫颈利多卡因推注)[8]的平衡组合。门诊宫腔镜麻醉的经典镇痛方案是静脉注射芬太尼1~2 μg/kg后再给予短效苯二氮䓬咪达唑仑0.5~1.0 mg。注意药物应用顺序,如果首先给予咪达唑仑,患者可能会出现烦躁不安。另外,对不孕症患者进行诊断性宫腔镜时,对焦虑的女性也建议采用全身麻醉(GA)来达到理想状态。当宫腔镜涉及手术如息肉切除、子宫内膜活检、粘连松解术或宫腹腔镜联合手术,可行气管内全身麻醉

（GA）。宫腔镜检查通常用时较短，因此选用短效药物进行麻醉，患者复苏迅速，可及早出院。基于丙泊酚的全身静脉麻醉（TIVA）技术通常不使用神经肌肉阻滞。GA 用于宫腔镜检查的标准化程序是：枸橼酸芬太尼 1~2 μg/kg，丙泊酚 1.5~2.5 mg/kg 诱导麻醉，维持麻醉可通过氧气—空气混合物中的七氟烷/地氟烷或丙泊酚滴注（TIVA 技术），保证 EEG 监测系统测量时麻醉的适当深度（例如双频指数监测）。若预测宫腔镜手术持续时间较长或需要患者绝对静止以能够进行精细手术操作，则应使用松弛剂，首选短效骨骼肌松弛剂苯磺酸阿曲库铵（0.5 mg/kg）。

中心椎管内麻醉包括脊髓麻醉、硬膜外麻醉或脊髓—硬膜外阻滞，可作为拒绝 LA 或 GA 且患有其他全身性疾病的患者，及因未充分禁食而无法安全接受 GA 等情况的唯一麻醉选择。但进行椎管阻滞之前必须明确以下两个重要问题：患者无可致血压较大波动的自主神经功能异常，且凝血功能正常（正常出血/凝血时间）。脊髓麻醉是宫腔镜手术的首选，LA 药物（0.5% 丁哌卡因）必须有选择性地使用（5~10 mg，含或不含芬太尼 20~25 μg），以确保足够的剂量达镇痛作用并可快速恢复[9]。重要的是，宫腔镜手术过程中，妇科医师关注的盆腔区域应有充分的脊柱阻滞效应和血流动力学稳定性，采取坐位给药。脊髓麻醉后的常见问题，如穿刺后硬膜外头痛[10]、下肢感觉异常和颈部僵硬，这些情况必须在术前知情同意时告知患者。如果出现并发症，则需安抚患者并根据相关指南及时对症处理。

对已知有过敏史的患者应避免使用 LA 药物（丁哌卡因、罗比卡因、利多卡因）。即使用于脊髓的表面麻醉，也必须牢记 LA 药物过敏的严重性，并做好紧急抢救准备。理想情况下，每次 LA 给药前都应先进行过敏试验。

2.1.2.2　气道管理

选择 GA 技术进行宫腔镜操作时，必须使用安全且不干扰宫腔镜检查及术后患者恢复的气道导管。出于安全性和稳定性考虑，建议使用气管内麻醉。一系列声门上气道装置的出现，例如喉罩气道

（LMA：ProSeal，Classic，I-gel，Baska）等由于可减少术后喉咙疼痛而被广泛应用。这些装置易于放置和移除，一次性使用，无须过多的专业知识，目前许多中心已经将其纳入常规方案，并作为常规使用耗材。但需要注意其无法避免胃内容物的肺部吸入，对其安全性仍需持谨慎态度。此外，与气管插管相比，声门上气道装置在术中机械通气性能方面尚不稳定。对于短时的宫腔镜操作，可对充分禁食的患者使用吸入式 GA，其带有面罩作为气道导管。重要的是，麻醉师应接受过气管插管的专业训练并拥有丰富经验，以获得满意的 GA 麻醉效果。

2.1.3　宫腔镜操作的管理

2.1.3.1　患者的体位

通常接受宫腔镜检查患者的体位为膀胱截石位[11]。截石位是患者在 GA 下比较容易实现的体位，但存在一些问题，如神经损伤/伸展神经失用症（胫后神经、腘神经和大腿外侧皮神经）、压疮（臀肌、骶骨、大腿）、深静脉血栓形成和术后骶髂关节、背部疼痛等。因此，良好的体位是宫腔镜操作顺利进行的先决条件。对受压部位，如膝盖、小腿、臀部和脚踝处给予软垫保护，是避免并发症的关键。发生神经性瘫痪或周围神经病变时，需进行全面的神经系统评估、药物治疗和术后物理康复治疗，直至功能完全恢复。患者处于截石体位时偶尔需采取特伦德伦伯卧位或头高脚低位，这种情况下的体位可能会给患者带来不确定的生理影响，必须谨慎处理。

2.1.3.2　宫内空间创建

通常使用持续宫内液体灌流膨宫，改善整体视野以保证妇科医生进行诊疗和手术操作。根据电解质含量、渗透压和黏度来选择不同类型的膨宫介质[12]（表 2-3）。宫腔镜手术操作时使用非电解质灌流液至关重要。还需注意的是，扩张厚壁子宫需要较高的驱动力（80~150 mmHg）[3]。膨宫介质可以是气体（二氧化碳）或液体。

表 2-3 宫腔镜膨宫介质[12]

介 质	优 点	缺 点
气态		
• 二氧化碳（CO_2）[13]	• 几乎没有	• 血液/子宫内膜碎片极易阻碍宫腔镜内视野
		• 小体积的二氧化碳即可诱导心血管系统衰竭
		• 需要特殊充气装置
		• 仅可用于宫腔镜的诊断
		• 术后疼痛/迷走神经兴奋
液体		
• 高黏度液体[14]（例如,10%葡萄糖溶液中含32%的右旋糖酐70）	• 与血液不混溶 • 子宫腔出血时亦可进行评估	• 高渗,使用量不能>30 ml
		• 液体超负荷,风险大
		• 容易导致设备"焦化"而损坏
		• 右旋糖酐70的过敏反应不常见（发病率 1∶821）[15]
• 低黏度液体		
■ 不含电解质 3%山梨醇 1.5%甘油 5%甘露醇 3%山梨醇+0.5%甘露醇	■ 视野清晰度高	• 血清渗透压降低 • 渗透性利尿引起的低钠血症 • 高氨血症伴中枢神经系统紊乱
■ 富含电解质	■ 等渗介质	• 不适用于带电单极烧灼射频发生器系统
0.9%氯化钠溶液[13]	■ 不导致低钠血症 ■ 可应用于双极系统	

　　进行宫腔镜操作时,麻醉医师需留意灌流液的种类、体积/比例以及宫腔内灌流液体的压力,应常规遵循灌流液的管理参数设定以保证其安全性。最重要的是密切监测患者的血流动力学变化（如 GA时）和神经系统状态改变（如 LA 或脊髓麻醉下）,以警惕和及早发现子宫穿孔。最后,灌流液的温度必须保持接近体温,以免造成复苏时间过长（液体温度较低时）或子宫黏膜烧伤（液体温度高于体温）。此外,麻醉师应做好以下情况的应急处理措施:① 因体液超负荷引起的肺水肿;② 体温过低;③ 电解质紊乱。因此在宫腔镜检查过程中麻醉师与妇科手术医生的沟通非常重要。

2.1.3.3 宫腔镜视野的处理

保持清晰的镜下视野对于宫腔镜操作至关重要。目前可用方法有许多但各有自身缺陷。如使用热水清洁远端镜片,应注意当再次进入宫腔时,热尖端会对子宫黏膜造成创伤;如使用戊二醛溶液清洁时应警惕过敏反应;膨宫介质的灌流需要保持其持续性。

2.1.3.4 通电设备的使用

现代宫腔镜为腔内手术系统,包括内镜,灌流液的流入/流出护套,以及连接到电外科/射频发生器的接口电极。尽管单极射频系统的导电性与电解质灌流不兼容,但双极射频系统因成本太高而不常用[16]。宫腔镜手术涉及一系列带电极的设备用来切割和凝固组织。麻醉师必须认识到这些装置使用时的电气安全问题并采取相应的预防措施以保证手术安全性。

2.1.3.5 宫腔镜—腹腔镜联合治疗

不孕症患者同时进行腹腔镜和宫腔镜操作在临床上很常见。虽然腹腔镜视野下医生能看到输卵管中溢出的染料以评估其通畅性,但宫腔镜检查可以帮助更准确地对子宫肌瘤进行分类。当进行宫-腹腔镜联合手术时,麻醉师应该采取恰当的措施,谨慎处理腹腔和宫内灌流对患者的影响。

2.2 宫腔镜检查的并发症[17,18]

2.2.1 出血

宫腔镜检查作为一种微创的操作,一般不会导致大出血。但子宫作为血流丰富的器官,在手术切除子宫内膜及深层组织时,有静脉窦开放和活动性动脉出血的风险。宫腔镜手术导致的出血虽然很少需要紧急处理(例如输血),但也会造成如下问题。首先,出血可干扰视野清晰度而影响操作;其次,放大的内镜视野下,活动性出血可能引起医生的恐慌,慌乱下可进而采取极端措施止血,导致更多组织损伤和带电设备的过度使用,引起大量出血、子宫穿孔等严重问题。通常,宫腔镜手术期间的出血可以通过等待、停止灌流、应用机械塞子(凝胶泡沫、外科手术、纤维状细丝)和药物止血(如氨甲环酸)[19]等来控制。手术医生应降低灌流压力,以便识别和凝固活动性出血点。

2.2.2 子宫穿孔

宫腔镜检查中子宫壁穿孔发生率为0.8%[20]。宫腔镜检查需要认真谨慎的操作。子宫穿孔可能是由于器械/内镜造成的机械穿孔、灌流液压力过大、活检标本的过度取样、摘除大肌瘤等操作引起,有时还会造成输卵管开口处管壁缺损。子宫峡部是子宫最薄弱部位,也是穿孔最常发生的位置。如果手术医生在宫腔镜下看到黄色组织,需警惕是网膜,应及时明确是否子宫穿孔。如果患者处于LA或脊髓麻醉状态,可能会主诉突然出现下腹部疼痛、恶心、烦躁或出现血流动力学异常。对于GA的患者,麻醉医生必须持续关注宫腔视频,并及时识别子宫穿孔的体征。如果确认子宫穿孔,可要求普外科医生来共同评估子宫和/或膀胱以及肠道系统的损伤程度。

2.2.3 液体超负荷

宫腔镜检查液体超负荷的发生率为0.1%~0.2%[17,18],在宫腔镜手术操作中,液体超负荷的发生率可高达6%,同时伴有低钠血症和低渗透压症状[21]。

通常宫腔镜操作中液体超负荷与麻醉医师在经尿道前列腺切除术(TURP)中遇到的情况相似,但也有不同之处:首先,与膀胱相比,子宫较小且壁厚,可扩张程度较小;其次,与TURP不同,非手术性宫腔镜操作用盐水膨宫灌流,故即使液体超负荷,低钠血症也很少出现;第三,扩张宫腔需要较高的灌注压力(80~150 mmHg)[3];第四,由于女性类固醇激素(雌激素)抑制$Na+/K+-ATP$泵,绝经前的女性发生低钠血症性脑病后死亡或造成永久性脑损伤的可能性是经尿道前列腺电切术(TURP)男性的25倍[22]。因此,使用不含电解质的灌流液进行宫腔镜手术或检查时,应重点管理低钠血症。但是,即使使用低容量灌流液,也有液体超负荷的报道,可能存在液体流出通道不畅,或存在血管开口在压力下快速吸收液体。有许多方法可以防止膨宫介质引起的液体超载(表2-4)。麻醉师应警惕液体超负荷引起的充血性心力衰竭和肺水肿。液体超负荷治疗包括头高位、悬垂下肢、呋塞米(40 mg)和硫酸吗啡(15 mg)等。一旦发生液体超负荷,必须尽快停止宫腔镜检查,将患者转入重症监护室进行选择性机械通气和持续管理。

表2-4 避免液体超负荷的措施

1. 监测膨宫压力
   -重力冲洗系统:液体悬挂在子宫水平以上1~1.5 m处
   -膨宫压:80~150 mmHg,最好低于患者静息平均血压
   -控制加压输送系统(液体袋周围的压力袖带)
   -监测和调整输液泵压力

2. 减少膨宫液体介质的全身吸收
   -减少灌流液体量
   -促性腺激素释放激素(GnRH)类似物应用[23]
   -宫颈注射稀释加压素(8 ml,0.05 U/ml)[24]

3. 如果手术操作时间过长,提倡分期手术

4. 使用宫内射频汽化电极[25]、宫内粉碎器[26]

2.2.4 静脉空气栓塞(VAE)

由于灌流液和气体是以较高的扩张压力来对抗子宫壁的阻抗,可能导致打开的静脉窦进入气体[27,28],因此,排出灌流系统的气体非常重要。这种情况虽然罕见,但宫腔镜下肌瘤切除手术有可能发生风险。因此,必须高度警惕以及早发现并采取紧急治疗措施。此外,麻醉师必须经过良好的培训,以及时发现灌流液瓶已被清空,这是另一个VAE的潜在风险。气管内GA伴呼吸末二氧化碳监测对VAE的诊断和有效管理(中心静脉导管插入、患者定位)是有利的。

2.2.5 深静脉血栓形成(DVT)

接受宫腔镜检查的女性存在许多高危因素,如雌激素、肥胖、截石位、术中使用抗凝剂等,因此要警惕DVT的可能性,对于这种情况

要积极预防,如术前腿部应用机械吹气装置,在膝关节下方用衬垫保持膝关节轻度弯曲,应用药物干预(前 1 天晚上给予低分子量肝素),这些都是预防 DVT 的关键。

2.3 麻醉后复苏、镇痛及出院后管理

在术中尽量使用短效麻醉药物,以加速麻醉后的复苏。需要注意的是:首先,患有某些系统性疾病和使用激素治疗的女性更容易发生术后恶心和呕吐(PONV),建议积极进行预防和治疗,可选择使用术前促动力学药物(术前 1 小时口服甲氧氯普胺 10 mg 和/或雷尼替丁 150 mg)和术后止吐药物(静脉注射地塞米松 4 mg,昂丹司琼 4 mg);其次,疼痛是宫腔镜操作后的另一个潜在问题。宫腔镜术后的镇痛应避免宿醉、呼吸抑制或镇静等方式[29]。为了实现患者无痛状态,可使用多种非甾体类镇痛药(NSAIDs)(静脉注射双氯芬酸 75 mg),对乙酰氨基酚(静脉注射,20 分钟内给药 1 g),选择性 5-羟色胺受体摄取抑制剂(静脉注射曲马朵 100 mg)等。此外,应用镇痛剂后立即给予小剂量的咪达唑仑(静脉注射单次给药剂量 0.25 mg),以尽量减少神经敏感性,减轻患者院外疼痛。

除了 PONV 和疼痛的管理,还需要密切监测患者的血流动力学、血氧饱和度、呼吸、意识水平和排尿能力。对于大剂量灌流、有心脏或呼吸系统疾病、处于绝经后或正在接受长期激素治疗的患者,必须进行尿量监测。6 小时内的早期恢复对于出院的第一阶段至关重要,因为早期恢复是后续恢复的基础。另外不能因为有陪护,而忽略了持续监测。在评估患者的几项出院标准中,麻醉后出院评分系统(PADSS 评分)同样适用于宫腔镜术后患者[30,31]。总之,已经排尿、饮用液体后无腹胀或干呕、能活动且无直立反应的患者,可在其他成人陪护下安全出院。

结 论

宫腔镜的麻醉管理仍是麻醉师的重要责任。为了保证宫腔镜术

中的总体护理质量和患者安全,麻醉的"绝对"(适应证、定位、灌流液)和"相对"(患者并发症、通电设备)需要敏感性和标准化的管理。麻醉类型应根据手术性质(择期、紧急)、患者的选择、宫腔镜的适应证和复杂性以及并发症的风险进行选择。因此,需要密切关注术前准备、麻醉和宫腔镜检查顺利实施、麻醉师与外科医生之间的沟通以及患者的术后护理等。

(于岚 张翠莲 译 张少娣 校)

参考文献

[1] Nagele F, Connor HO, Davies A, et al. 2500 outpatient diagnos-tic hysteroscopies. Obstet Gynecol. 1996;88:87 − 92.

[2] Hesla JS. Therapeutic hysteroscopy:indications and techniques. J Gynecol Surg. 2009;6:147.

[3] Mushambi MC, Williamson K. Anaesthetic considerations for hysteroscopic surgery. BestPract Res Clin Anaesthesiol. 2002;16:35 − 52.

[4] Smith I, Kranke P, Murat I, et al. European society of Anesthesiology. Perioperative fasting in adults and children:guidelines from the European Society of Anaesthesiology. Eur J Anaesthesiol. 2011;28:556 − 569.

[5] Murdoch JAC, Gan TJ. Anesthesia for hysteroscopy. Anesthesiol Clin North America. 2001;19:125 − 140.

[6] Nelson G, Altman AD, Nick A, et al. Guidelines for pre-and intraoperative care in gynecology/oncology surgery:enhanced recovery after surgery (ERAS) society recommendations—Part I. Gynecol Oncol. 2016;140:313 − 322.

[7] Guida M, Pellicano M, Zullo F, et al. Outpatient hysteros-copy with bipolar electrode:a prospective, multicenter randomized study between local anaes-thesia and conscious sedation. Hum Reprod. 2003;18:840 − 843.

[8] Cooper NA, Khan KS, Clark TJ. Local anaesthesia for pain control during outpatient hysteros-copy:systematic review and meta-analysis. BMJ. 2010;340:c1130.

[9] Florio P, Puzzutiello R, Filippeschi M, et al. Low-dose spinal anesthesia with hyperbaric bupivacaine with intrathecal fentanyl for operative hysteros-copy:a case series study. J Minim Invasive Gynecol. 2012;19:107 − 112.

[10] Jabbari A, Alijanpour E, Mir M, et al. Post spinal punc-ture headache, an old problem and new concepts:review of articles about predisposing factors.

Caspian J Intern Med. 2013; 4: 595-602.

[11] Fleisch MC, Bremerich D, Schulte-Mattler W, et al. The prevention of positioning injuries during gynecologic operations. Guideline of DGGG (S1-Level, AWMF Registry No. 015/077, February 2015). Geburtshilfe Frauenheilkd. 2015; 75: 792-807.

[12] AAGL. AAGL Practice Report: practice guidelines for the management of hysteroscopic distending media. J Minim Invasive Gynecol. 2013; 20(2): 137-148.

[13] Pellicano M, Guida M, Zullo F, et al. Carbon dioxide versus normal saline as a uterine distention medium for diagnostic vaginoscopic hysteroscopy in infertile patients: a prospective, randomized, multicenter study. Fertil Steril. 2003; 79: 418-421.

[14] Mangar D. Anaesthetic implications of 32% dextran-70 (Hyskon) during hysteroscopy: hyster-oscopy syndrome. Can J Anaesth. 1992; 39: 975-979.

[15] Perlitz Y, Oettinger M, Karam K, et al. Anaphylactic shock during hysteroscopy using Hyskon solution: case report and review of adverse reactions and their treatment. Gynecol Obstet Invest. 1996; 41: 67-69.

[16] Darwish AM, Hassan ZZ, Attia AM, et al. Biological effects of dis-tension media in bipolar versus monopolar resectoscopic myomectomy: a randomized trial. J Obstet Gynaecol Res. 2010; 36: 810-817.

[17] Aydeniz B, Gruber IV, Schauf B, et al. A multicenter sur-vey of complications with 21,676 operative hysteroscopies. Eur J Obstet Gynecol Biol. 2002; 104: 160-164.

[18] Jansen FW, Vredevoogd CB, van Ulzen K, et al. Tribos-Kemper TC. Complications of hysteroscopy: a prospective, multicenter. Obstet Gynecol. 2000; 96: 266-270.

[19] Agostini A, Cravello L, Bretelle F, et al. Risk of uterine perforation during hysteroscopic surgery. J Am Assoc Gynecol Laparosc. 2002; 9: 264-267.

[20] Mousa SA, Yassem AM, Alhadary HS, et al. Hematological profile and transfusion requirement during hysteroscopic myomectomy: a comparative study between oxytocin and tranexamic acid infusion. Egypt J Anaesth. 2012; 28: 125-132.

[21] Indman PD, Brooks PG, Cooper JM, et al. Complications of fluid overload from resectoscopic surgery. J Am Assoc Gynaecol Laprosc. 1998; 5: 63-67.

[22] Ayus JC, Wheeler JM, Arieff AI. Postoperative hyponatremic encephalopathy in menstruant women. Ann Intern Med. 1992; 117: 891-897.

[23] Taskin O, Buhur A, Birincioglu M, et al. Endometrial N+, K+-ATPase pump function and vasopressin levels during hysteroscopic surgery in patients pre-treated with GnRH agonist. J Amm Assoc Gynecol Laparosc. 1998; 5:

119－124.

[24] CorsonSL, Brookes PG, Serden SP, et al. Effects of vasopressin administra-tion during hysteroscopic surgery. J Reprod Med. 1994; 39: 419－423.

[25] Vercellini P, Oldani S, Milesi M, et al. Endometrial abla-tion with a vaporizing electrode. Evaluation of in vivo effects. Acta Obstet Gynecol Scand. 1998; 77: 683－687.

[26] Emanuel MH, Wamsteker K. The intrauterine morcellator: a new hysteroscopic operating technique to intrauterine polyps and myomas. J Minim Invasive Gynecol. 2005; 12: 62－66.

[27] Stoloff DR, Isenberg RA, Brill AI. Venous air and gas emboli in operative hysteroscopy. J Am Assoc Gynecol Laprosc. 2001; 8: 181－192.

[28] Corson SL, Brooks PG, Soderstrom RM. Gynecologic endoscopic gas embolism. Fertil Steril. 1996; 65: 529－533.

[29] Mazzon I, Faviili A, Grasso M, et al. Pain in diagnostic hysteroscopy: a multivariate analysis after a randomized controlled trial. Fertil Steril. 2014; 102: 1398－1403.

[30] Trevisani L, Cifala V, Gilli G, et al. Post-Anaesthetic Discharge Scoring System to assess patient recovery and discharge after colonoscopy. World J Gastrointest Endosc. 2013; 5: 502－507.

[31] Pallumbo P, Tellan G, Perotti B, et al. Modified PADSS (Post—Anaesthetic Discharge Scoring System) for monitoring outpatient discharge. Ann Ital Chir. 2013; 84: 661－665.

宫腔镜检查的适应证和禁忌证 3

3.1 概述

宫腔镜检查,即使用摄录设备实现宫腔的可视化。对于妇科及生殖的常见临床问题,宫腔镜检查及手术不仅可以明确诊断,同时也可以进行对应治疗,是一种非常实用的诊疗方法。然而,在完成诊断性宫腔镜检查的同时,医疗机构应该同时具备后续宫腔镜手术的硬件配置及技术能力。这样既能够节约时间,也可以降低成本以及重复麻醉的风险。宫腔镜检查最好是在早卵泡期后进行,也可以在月经周期的任何阶段进行(图3-1)。

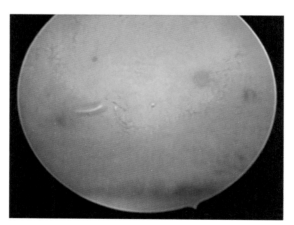

图3-1　宫腔镜下子宫腔全景图,可见宫底及输卵管开口

3.2 诊断性宫腔镜检查

诊断性宫腔镜检查可以通过以下两种方式进行。

3.2.1 住院宫腔镜检查

常规住院在麻醉下行宫腔镜检查,是传统宫腔镜检查。常规操作为置入阴道窥器观察子宫颈,使用 Hegar 扩宫棒连续扩张宫颈,探针探查宫腔深度,最后置入宫腔镜。检查通常使用生理盐水作为膨宫介质。因扩张子宫颈较为疼痛,故需要全身麻醉。

3.2.2 现代门诊宫腔镜检查

现代门诊宫腔镜检查又称为阴道宫颈宫腔镜检查或"无接触"技术,使用迷你宫腔镜进行检查。门诊宫腔镜口径较窄,无须使用窥器和扩宫棒即可进入宫腔,"无接触"法更适用于门诊宫腔镜检查。宫腔镜自阴道口进入,使用低黏度液体膨宫介质(如生理盐水)扩张阴道,直接观察宫颈外口。这种宫腔镜检查方法需要一定的经验和技术,在大多数患者中的操作成功率超过 90% 并且无明显不适。但需要注意的是,颈管狭窄是门诊宫腔镜的禁忌证(表 3 - 1)。

表 3 - 1　不同类型宫腔镜检查的主要区别

	传统宫腔镜	门诊宫腔镜	手术宫腔镜
鞘管直径	3.3~3.7 mm	<3 mm	8.7 mm
窥器	需要	不需要	需要
宫颈钳	需要	不需要	需要
宫颈扩张	需要	不需要	需要
膨宫介质	低黏度生理盐水	低黏度生理盐水	高黏度甘氨酸
麻醉	需要	不需要	需要

门诊宫腔镜检查的优势还包括:在门诊,可以同时完成体格检查、经阴道超声检查和宫腔镜检查。宫腔镜检查后立即行经阴道超声检查,可利用宫腔内液体获得和子宫输卵管造影相似的子宫对比图像。

3.3　宫腔镜检查的指征

宫腔镜检查的主要指征如表(表 3 - 2)所示。

表 3 - 2　诊断性宫腔镜和手术宫腔镜的适应证

诊断性宫腔镜适应证	手术宫腔镜适应证
妇科适应证	1. 息肉切除术
1. 宫腔占位性病变(超声发现或子宫输卵管造影发现充盈缺损)	2. 子宫肌瘤切除术
	3. 粘连松解术
2. 异常子宫出血	4. 子宫纵隔切除术/子宫成形术
3. 子宫内膜增生和恶性病变	5. 子宫内膜消融术/电切术
4. 子宫内膜萎缩	6. 输卵管插管
5. 子宫内膜结核	7. 输卵管镜检查
6. 复发性流产	8. 取出异位/丢失的 IUCD
7. 先天性子宫异常	9. 在 IVF - ET 前局部子宫内膜搔刮
8. Asherman 综合征	10. 宫颈妊娠/输卵管间质部妊娠的治疗
9. 粘连分离术后宫腔镜检查复查	11. 流产失败或妊娠物残留治疗
10. 手术治疗后随访	12. 输卵管绝育术
11. 宫内节育器(IUCD)丢失	13. 输卵管积水近端栓塞以提高生育力
适用于不孕症的适应证	14. 宫腔镜辅助胚胎移植(SEED/HEED)
12. 不明原因性不孕	
13. 辅助生殖技术助孕前检查	
14. 联合腹腔镜检查评估盆腔环境	
15. 胚胎评估(胎儿镜)	

3.3.1　超声下宫腔占位性病变(Space-Occupying Lesion,SOL)及子宫输卵管造影(HSG)下宫腔充盈缺损

影像学宫腔占位性病变或充盈缺损表现可能是由于子宫内膜息肉、宫腔粘连或肌瘤导致的。宫腔镜检查是明确诊断的金标准,并且能够在检查的同时进行治疗。

3.3.1.1　子宫内膜息肉

内膜息肉表现为 HSG 下宫腔内的局部充盈缺损及超声下的占位性病变。息肉可分为功能性或非功能性的,可见于接受他莫昔芬治疗的乳腺癌患者。宫腔镜下,非功能性息肉表现为白色突起,表面有细小的血管分支,而功能性息肉相对较小,与周围的子宫内膜较难分辨。研究发现,宫腔镜下内膜息肉切除效果显著优于盲刮[1],因为后者往往不能完全清除息肉(图 3 - 2 和图 3 - 3)。

Salim 等的综述认为宫腔镜下切除术是治疗子宫内膜息肉最有效的方法,并且可以进行组织病理学检查,而非直视进行活检或诊断性刮宫准确度较低[2]。

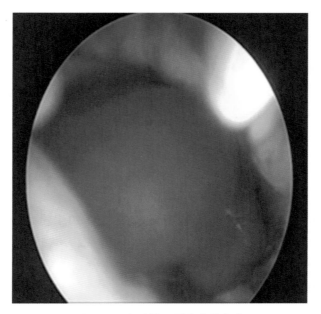

图 3 - 2　宫腔镜下子宫内膜息肉

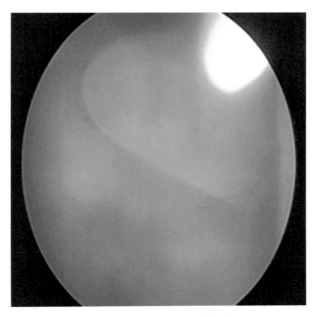

图 3 - 3　宫腔镜下无蒂息肉

3.3.1.2 肌瘤

子宫肌瘤有多种方式分类方式：

1. 根据是否有蒂分为无蒂肌瘤或有蒂肌瘤。

2. 根据肌瘤的位置,按照欧洲妇科学会内镜分类标准,可分为 0 型(T0)、1 型(T1)和 2 型(T2)。

0 型 子宫肌瘤完全位于子宫腔内,呈白色球状,表面有许多稀薄的血管网,较易通过宫腔镜剪刀/电切镜处理。

1 型 超过 50% 的子宫肌瘤凸向宫腔,部分嵌于子宫肌层。宫腔内肌瘤部分可以通过宫腔镜电切环或宫腔镜下组织粉碎器切除。对于需要广泛切除的深部大肌瘤,应在腹腔镜或超声引导下进行。完全切除大肌瘤需要多个步骤,可能需要钕钇铝石榴石激光(Nd：YAG)/射频消融破坏残存的肌瘤组织。

2 型 子宫肌瘤位于肌层深部,凸向宫腔部分不超过 50%,最好通过腹腔镜或开腹手术切除。

直径小于 5 cm 且完全位于宫腔内的肌瘤(T0)治疗效果最佳(图 3-4~图 3-6)。

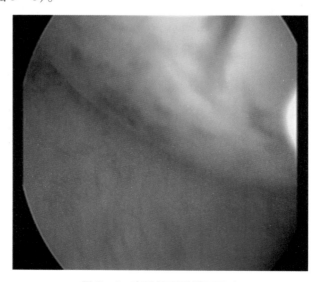

图 3-4 宫腔镜下黏膜下肌瘤

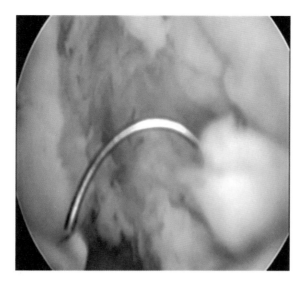

图 3-5　宫腔镜下使用电切环刨切肌瘤

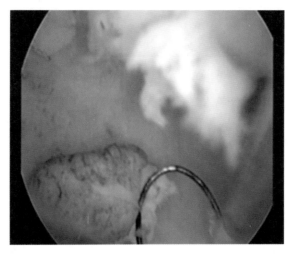

图 3-6　移除粉碎后的子宫肌瘤

3.3.2　宫腔粘连

宫腔粘连是子宫前壁和后壁之间的粘连带。最常见原因是创伤、感染(如结核杆菌)及流产/产后出血导致的雌激素缺乏[3]。高达20%的患者在流产后发生宫腔粘连[4]。结核也会导致子宫内膜出现不同程度的粘连。宫腔粘连在 HSG 下表现为不同程度的充盈缺损（图 3 - 7 和图 3 - 8）。

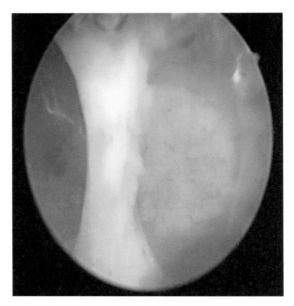

图 3 - 7 宫腔镜下宫腔致密粘连带

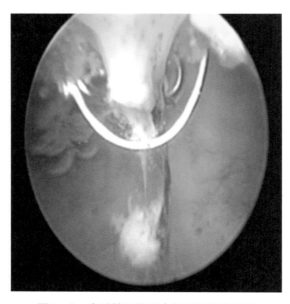

图 3 - 8 宫腔镜下使用电切环切除粘连带

宫腔镜切除致密粘连带过程中会伤及多个血管,是一项具有挑战性的手术。血管的损伤增加了膨宫介质进入血管的风险,如使用甘氨酸作为膨宫介质可能出现危及生命的并发症。彻底清除宫腔大面积粘连可能需要多次手术,有时在粘连松解术后需要复查宫腔镜。Baruah 等研究了在 Asherman 综合征引起的不孕症患者中进行宫腔镜粘连分离术后的临床结局,发现可以获得 44.3% 的妊娠率,其中活产率达到 86.1%,但是需重复进行粘连分离手术的患者妊娠率为 0[5]。

3.4 异常子宫出血(AUB)

AUB 表现为不同形式的月经异常。宫腔镜检查适用于以下情况:

- 出血过多或持续时间过长,多见于 40 岁或以上的女性
- 药物治疗无效的出血过多
- 月经间期出血或性交后出血且宫颈刮片正常
- 绝经后出血或绝经后女性子宫内膜厚度≥4 mm
- 育龄女性月经过少或闭经

宫腔镜能对上述情况进行辅助诊断,并在可疑区域进行取材活检。对于已排除恶性肿瘤的子宫内膜增厚患者,可以行宫腔镜下子宫内膜切除术(TCRE),从而降低子宫切除风险,但这种方法不适用于有生育需求的女性。

由于宫腔粘连或子宫内膜萎缩所致的育龄妇女月经过少或闭经,可以通过宫腔镜进行诊断和治疗。

3.5 先天性子宫发育异常

临床上常见的子宫发育异常包括完全性或部分性纵隔子宫、双角子宫、双子宫和阴道横隔。大多数子宫发育异常都可通过子宫输

卵管造影诊断。但是,子宫纵隔和双角子宫很难在影像学上区分,尽管磁共振成像有很高的准确性,但腹腔镜检查仍是诊断金标准。腹腔镜下,纵隔子宫宫底较宽,而双角子宫呈心形。子宫发育异常可导致复发性流产或早产,而阴道横隔可导致不孕。子宫纵隔可通过宫腔镜下微型剪/切除镜/Nd：YAG 激光,从下到上切开纵隔。该方法最早于 1986 年及 1987 年分别由 Decherney 等及 March、Israel 等提出[6,7]。宫腔镜下子宫纵隔切除术最好在腹腔镜监视下操作,逐步调整宫腔形态,避免切除过多及穿孔的发生(图 3 - 9)。

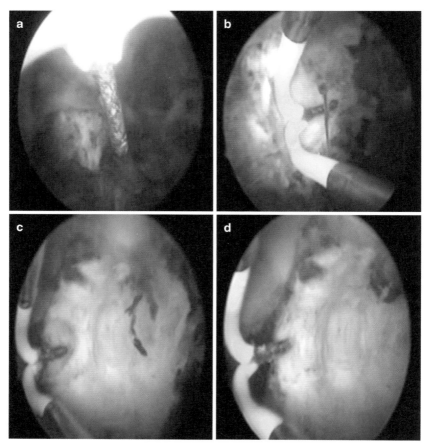

图 3 - 9 宫腔镜下从一侧开始切除纵隔(a - d)

3.6 宫腔镜在不孕症中的应用

不明原因不孕症可能是由于超声/HSG 无法发现的轻度膜性宫腔粘连引起,也可能由子宫内膜炎或子宫内膜萎缩造成。子宫内膜炎只能通过宫腔镜检查而超声无法发现。子宫内膜炎的典型表现为莓红色内膜及多发血管分支。

很多临床医生认为在 IVF 周期之前有必要进行宫腔镜检查。首先,有助于从宫颈管到宫底直接观察子宫腔,诊断小的局灶性病灶,避免漏诊。其次,能够提供胚胎移植路径相关的信息,减少移植创伤。

Karayalcin 等分析 2 500 例 IVF 前行诊断性宫腔镜检查的结果显示,77.1% 的患者宫腔形态正常,22.9% 的患者宫腔镜检查均显示异常。在宫腔镜检查异常的患者中,子宫内膜息肉占 7.68%,黏膜下肌瘤占 3.84%,子宫内膜息肉样变占 1.24%,宫腔粘连 1.08%,子宫纵隔占 2.92%。该研究源自未经筛选的人群,结果显示合并宫腔异常可能会显著影响患者的 IVF 成功率[8]。有研究报道,既往 IVF 周期失败的患者,无论是否已行宫腔镜检查,移植前进行子宫内膜搔刮能够提高种植率[9,10]。

在输卵管性不孕症中,可以通过宫腔镜输卵管镜检查来评估输卵管通畅性。输卵管镜是一种细小的腔镜,通过输卵管开口置入,能够直接观察输卵管腔内的黏膜褶皱,有助于评估自然生育能力。

胎儿镜是一种微型的硬质内窥镜,可以经腹或经宫腔引入刚性微型内窥镜,以更高的分辨率在原位观察胎儿。随着技术的进步,有望实现经宫颈行胎儿镜检查。随着迷你内窥镜在宫腔可视化中的应用,实现配子、受精卵或胚胎移植的可视化有望成为现实。

3.7 反复妊娠丢失

反复妊娠丢失(recurrent pregnancy loss,RPL)可能由先天性或后

天性的子宫颈或子宫腔的解剖异常引起。先天性因素包括苗勒管融合异常,最常见的是不完全性子宫纵隔和宫内己烯雌酚暴露引起的异常。后天性解剖异常包括宫腔粘连、肌瘤和子宫内膜炎,上述异常无法通过超声或 HSG 检查诊断。存在解剖学异常时,早期妊娠丢失可能是由于解剖学异常导致的宫腔内环境不佳,引起胎盘血管化不良、异常胎盘形成所致。研究证实,宫腔镜治疗可以改善该类患者的妊娠结局[11,12]。

3.8　输卵管插管

宫腔镜引导下输卵管插管联合腹腔镜检查常用来治疗积水、粘连或痉挛引起的输卵管间质性梗阻。通过宫腔镜的操作通道置入带有金属导丝的导管,并通过输卵管口轻缓推进,直到遇到阻力或达到宫角为止。然后取出导丝,通过导管注入染料,可去除黏液栓或薄的膜性粘连,腹腔镜可以看到染料通过输卵管伞部。

3.9　宫腔镜输卵管绝育术

这种永久性绝育术使用一种微型的置入式节育器 Essure,由软性不锈钢内圈和动态镍钛合金外圈组成。使用 5 mm 手术宫腔镜将该装置引入子宫,并推送至子宫输卵管连接处的输卵管近端。随着时间推移纤维组织覆盖节育器,进而永久堵塞输卵管。

3.10　流产失败/妊娠组织残留的治疗

孕早期终止妊娠失败,且妊娠物的组织学检查未见绒毛,则应怀疑为异位妊娠,尤其是妊娠试验持续阳性时,如果腹腔镜检查的病理结果不符合输卵管、卵巢或者腹膜异位妊娠,应考虑行宫腔镜检查。其原因可能是异常子宫(如纵隔子宫)行刮宫时未刮到早期妊娠所在的部位。宫腔镜下可行选择性负压吸引漏吸的组织以终止妊娠。如辅以超声引导,则更加便于手术操作。

3.11　取出嵌顿或断裂的宫内节育器(IUCD)

断裂或嵌入的宫内节育器,尤其阴道内未见尾丝时,可以在宫腔镜引导下用特制的钩子或带齿的刮匙取出。

3.12　宫腔镜检查的禁忌证

绝对禁忌证	相对禁忌证
1. 宫内妊娠	1. 手术医生缺乏经验
2. 晚期生殖道肿瘤,以避免肿瘤细胞扩散。但可用于早期的诊断及治疗	2. 大量子宫出血
	3. 心血管疾病
3. 活动性盆腔感染	4. 合并麻醉禁忌证(常规宫腔镜检查/宫腔镜手术)
4. 宫颈闭锁	
5. 近期发生子宫穿孔	

3.13　绝对禁忌证

宫腔镜检查的绝对禁忌证是指手术过程中存在较高风险,无法实施此项手术。例如宫内妊娠时行宫腔镜检查,极有可能导致胎儿异位和流产;活动性生殖器感染或癌症时,由于液体膨宫介质可从子宫腔经输卵管进入腹腔,有可能携带感染性微生物/癌细胞而导致传播。

3.14　相对禁忌证

宫腔镜的相对禁忌证是指手术可能造成伤害或伤害尚不确定的情况。如子宫大量出血时,血液影响手术视野,从而增加了手术风险;手术医生缺乏经验时亦可导致操作风险增加甚至发生子宫穿孔;合并心血管疾病时,液体超负荷、手术过程中高黏度膨宫介质,都可能会危及生命,必须详细记录液体出入量并保持出入水量平衡。

结 论

宫腔镜实现了子宫腔的可视化检查,是诊断和治疗宫腔病变的金标准,适用于所有的宫腔病变。宫腔镜操作在门诊即可进行,可作为子宫异常出血和不孕症患者进行宫腔评价的一线诊断工具。作为一种门诊检查,将经阴道超声、宫腔镜和超声造影检查相结合,是筛查宫腔病变最有力的措施。

（徐晓航 张少娣 译 张翠莲 校）

参考文献

[1] Gebauer G, Hafnee A, Siebzehnrubl E, et al. Role of hysteroscopy in detection & extraction ofendometrial polyps: results of a prospective study. Am J Obstet Gynecol. 2002; 186: 1104.

[2] Salim S, Won H, Nesbitt-Hawes E, et al. Diagnosis and management of endometrial polyps: a critical review of literature. J Minim Invasive Gynecol. 2011; 18(5): 569 − 581.

[3] Schenker JG. Etiology of and therapeutic approach to synechia uteri. Eur J Obstet Gynecol Reprod Biol. 1996; 65(1): 109.

[4] Hooker AB, Lemmers M, Thurkow AL, et al. Systematic review and meta-analysis of intrauterine adhesions after miscarriage: prevalence, risk factors and long-term reproductive outcome. Hum Reprod Update. 2014; 20(2): 262.

[5] Roy KK, Baruah J, Sharma JB, et al. Reproductive outcome following hysteroscopicadhesiolysis in patients with infertility due to Asherman's syndrome. ArchGynecol Obstet. 2010; 281(2): 355 − 361.

[6] Decherney AH, Russell JB, Graebe RA. etal. Resectoscopic management of mullerian fusion defects. FertilSteril. 1986; 45: 7.

[7] March CM, Israel R. Hysteroscopic management of recurrent abortion caused by septate uterus. Am J Obstet Gynecol. 1987; 156: 834.

[8] Karayalcin R, Ozcan S, Moraloglu O, et al. BS. Results of 2500 offce-based diagnostic hysteroscopies before IVF. Reprod Biomed Online. 2010; 20(5): 689 − 693.

[9] Simon C. 'The Scratching case': systematic reviews and meta-analyses, the back door forevidence based medicine. Hum Reprod. 2014; 29: 1618 − 1621.

［10］ Nastri CO, Lensen SF, Gibreel A, et al. Endometrial injury in women undergoing assisted reproductive techniques. CochraneDatabase Syst Rev. 2015；（3）：CD009517. https：//doi.org/10.1002/14651858.CD009517.pub3.

［11］ Propst AM, Hill JA III. Anatomic factors associated with RPL. SeminReprod Med. 2000；18：341－350.

［12］ Homer HA, Li T-C, Cooke ID. The septate uterus：a review of management and reproductiveoutcome. FertilSteril. 2000；73：1－14.

宫腔镜与生育力 4

4.1 概述

近年,内窥镜技术在诸多医学领域的疾病诊断与治疗中得到了广泛应用。内窥镜的主要优势是通过微创手术即可观察到体腔情况,能够同时进行诊断和治疗。腹腔镜技术在妇科已经非常成熟,但是宫腔镜仍然难以作为一种常规操作。尽管宫腔镜在评估和治疗宫腔疾病方面的效果已得到认可,但是目前其在不孕症诊疗中的地位仍然备受争议。

本章节"宫腔镜与生育力"将概述宫腔镜在不孕症诊疗中的应用。

根据国际辅助生殖技术监控委员会及世界卫生组织的定义,不孕症是一种生殖系统疾病,是指未采取避孕措施,规律性交达到或超过 12 个月后仍未获得临床妊娠[1]。建议有生育要求的夫妇在未避孕未孕 12 个月后进行不孕原因检查。然而,对于存在月经稀发、盆腔手术史、输卵管炎症及化疗史等的患者,可以提前检查。对于 35 岁以上的女性,试孕 6 个月未孕即可检查[2]。

不孕症的基本检查包括评估子宫腔、输卵管、卵巢储备功能以及精液分析。治疗方式包括诱导排卵、指导同房、宫腔内人工授精和体外受精—胚胎移植。在诸多治疗方案中,体外受精—胚胎移植适用于以下情况:不明原因性不孕、男性因素导致的不孕、子宫内膜异位症和卵巢功能异常导致的排卵障碍和输卵管性不孕[3]。

体外受精(in vitro fertilization,IVF)技术的问世是 20 世纪重大医学突破之一,是治疗多种原因所致不孕症的有效方法。自从 1978 年 IVF 首次获得活产以来,试管婴儿的普及率及成功率稳步上升,大约五百万婴儿通过该技术降生[4]。尽管 IVF 的成功率有所提高,但仍有患者无法获得成功分娩,国外文献报道仅有 25%~30% 的 IVF 周期和卵胞浆内精子注射(ICSI)周期达到活产[5]①。尽管技术不断改进及发展,不明原因性不孕及反复种植失败仍然是临床医生面临的挑战[6]。

4.2　关注细节

尽管在辅助生殖技术的研究和开发方面投入巨大,生殖医学专家仍面临如何实现种植率最大化的挑战[7,8]。对宫腔进行全面检查是不孕症诊治过程中非常基本和必要的步骤,因为:

(1)子宫腔和子宫内膜是胚胎着床和正常胎盘形成的基础[1,9]。

(2)40%~50% 的不孕女性存在宫腔病变,无论是自然生育还是辅助生殖技术助孕,其妊娠率均受到影响[8]。

目前,评估子宫腔的方法包括经阴道超声(TVS)、盐水灌注宫腔超声下造影(GIS 或 SIS)、子宫输卵管造影(HSG)和宫腔镜检查。其中,评估子宫腔环境的金标准是宫腔镜检查,因为它不仅可以显示子宫腔,而且可以检测到各种宫内病变并进行治疗。这与经阴道超声(TVS)、盐水灌注宫腔超声下造影(GIS 或 SIS)、子宫输卵管造影等其他间接性和单纯性的诊断性检查是不同的[1,10]。

4.2.1　宫腔镜检查与 TVS 和 HSG 比较

TVS 和 HSG 被认为是诊断宫内病变的主要工具,但许多研究已经清楚地证明了其不足之处。

4.2.1.1　宫腔镜检查与 TVS 比较

经阴道二维和三维超声是评估子宫的主要筛查工具[1],对子宫肌层疾病和副中肾管发育异常的诊断具有重要意义。但超声检查可

---

① 目前我国 IVF 周期活产率可达到 40%~50%。——译者注

能会遗漏影响生育的宫腔病变,因此需要通过宫腔镜检查明确诊断[11,12]。

（1）与宫腔镜检查相比,二维超声检查的敏感性为84.5%,特异性为98.7%,阳性预测值为98%,阴性预测值为9.2%[1,13]。

（2）受限于设备硬件和医生的水平,二维超声可能会漏诊黏膜下子宫肌瘤,尤其是多发子宫肌瘤,或者无法和内膜过度增殖形成的息肉相鉴别[1]。

（3）二维超声检查无法区分某些类型的先天性子宫畸形[1,14]。

4.2.1.2 宫腔镜检查和子宫输卵管造影对比

（1）与宫腔镜相比,HSG的敏感性和特异性较低。

（2）HSG的结果受月经周期或子宫内膜周期的影响。气泡、黏液和月经后内膜碎片可能会造成伪影或宫腔充盈缺损,而导致假阳性结果。注射造影剂过多可能会掩盖子宫内膜病变的影像而导致假阴性。

（3）有研究报道65%左右的HSG结果与宫腔镜一致[15]。HSG提示正常的患者有1/3通过宫腔镜检查发现子宫异常,因此HSG对影响生育力的重要因素可能会漏诊或过度诊断[16,17]（表4-1）。

表4-1 不同检查方法评估宫腔的诊断效力

项目（%）	二维超声	三维超声	二维超声诊断息肉	三维超声诊断息肉,直径<5 mm	三维超声诊断息肉,直径>5 mm	输卵管造影	宫腔镜检查输卵管通畅性	宫腔镜诊断息肉	宫腔镜诊断肌瘤
诊断准确度		84.1		45.5	85.7			97.6	100
敏感度	84.5	68.2	19~96	91.5	91.5	75.2	97	100	100
特异度	98.7	91.5	53~100	82.8	90.7	41.4	23	96.8	100
阳性预测值	98	79	75~100	55.6	60		44		
阴性预测值	89	86	87~97	87.8	97.7		10		
参考文献	[1,13]	[14]	[18]	[14]	[14]	[19]	[20]	[14,21]	[14,21]

可见其他诊断方法的准确率较低,宫腔镜检查对于明确诊断宫内病变更有优势。

综上所述,TVS或HSG的假阴性率非常高,阳性预测值低,对宫腔病变的诊断准确度低。子宫输卵管造影或超声检查的假阴性结果可能导致生育力评估的失误,而使受率低于预期[1]。

4.2.2 限制宫腔镜发展的受限因素

尽管宫腔镜是评价子宫腔的金标准,但在世界范围内,仍作为不孕女性评估子宫因素的二线检查(NICE[22]),这主要是由于宫腔镜的侵袭性操作和其高昂的检查费用[23],尤其是与经阴道超声相比[1]。

临床上,将宫腔镜作为常规检查项目仍需要漫长的过程,主要受限于[24]:

1. 脏器问题
(1)子宫是一个空腔脏器。
(2)子宫内膜疏松易碎。
(3)膨宫介质的吸收(血管、腹膜)和丢失(宫颈、输卵管)。
2. 技术设备限制
(1)设备:腔镜直径和成像质量(图像直径、亮度、角度、视野、分辨率)。
(2)膨宫介质。
(3)视频存储。
(4)缓慢的学习曲线。

由于宫腔镜检查可以改善宫腔环境,有助于胚胎着床,因此在临床上应更多关注宫腔镜。

4.3 宫腔镜检查在不孕症中的适应证[25]

1. 诊断性宫腔镜适应证
(1)子宫异常出血
(2)超声检查可疑宫内病变或 HSG 检查宫腔充盈缺陷
(3)反复种植失败

2. 治疗性宫腔镜适应证

（1）宫颈和/或子宫内膜息肉

（2）黏膜下和部分壁间肌瘤

（3）宫腔粘连

（4）苗勒管发育异常（子宫纵隔）

（5）宫内节育器/异物/妊娠组织残留

4.4 宫腔镜检查禁忌证[25]

1. 宫内妊娠

2. 活动性盆腔感染（包括生殖器疱疹感染）

3. 已确诊宫颈癌或子宫内膜癌

4.5 宫腔镜检查步骤

4.5.1 术前准备

宫腔镜术前检查包括宫颈涂片、阴道细菌学检查、血常规和血糖[25]。

有报道称宫腔镜检查不建议常规应用抗生素预防感染，因为宫腔镜术后感染的风险小于1%[22]。

4.5.2 检查步骤[24]

患者取膀胱截石位，严格遵守无菌操作原则。连接膨宫设备后，宫腔镜在可视引导下从宫颈外口沿宫颈管穿过宫颈内口。穿过宫颈管是整个检查中最困难的部分，需要克服一定阻力才可进入宫腔。在宫腔内沿其轴线缓慢转动镜体，可以用12°～30°的斜视镜片清晰地看到输卵管开口。注意观察子宫内膜的状态、血管分布、宫腔容积、膨宫介质通过输卵管口是否顺畅，并完整记录检查过程中发现的异常情况。退出宫腔镜时重点检查宫颈管，整个检查通常在几分钟内完成。

4.5.3 宫腔镜下正常和异常的宫腔图像(图4-1~图4-6)

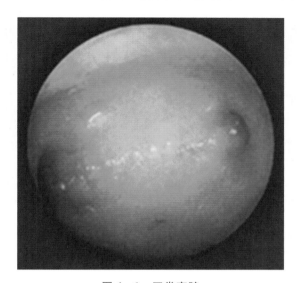

图4-1 正常宫腔
资料来源:"Officemini-hysteroscopy," byCampo R et al.
1999, HumanReproduction Update;5(1):73-81.版权所
有。经牛津大学出版社许可转载

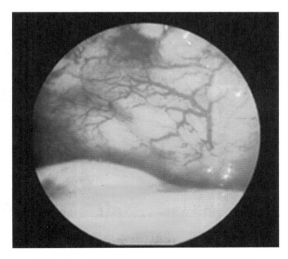

图4-2 宫腔血管丰富,常见于黏膜下肌瘤
资料来源:"Officemini-hysteroscopy," byCampo R et al.
1999, HumanReproduction Update;5(1):73-81.版权所
有。经牛津大学出版社许可转载

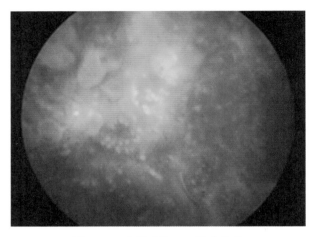

图 4 - 3　内膜腺体开口呈草莓状

资料来源："Officemini-hysteroscopy，"byCampo R et al. 1999，HumanReproduction Update；5（1）：73 - 81.版权所有。经牛津大学出版社许可转载

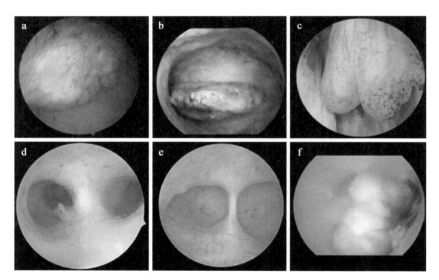

图 4 - 4　常见的异常宫腔镜检查所见：（a）黏膜下肌瘤；（b，c）子宫内膜息肉；（d）子宫纵隔；（e）宫腔粘连；（f）胎盘残留

资料来源："Implementation of hysteroscopy in aninfertility clinic：The one-stop uterine diagnosis and treatment" by Campo R et al. 2014，FactsViews Vis Obgyn；6（4）：235 - 239.版权所有。经 R Campo 许可转载

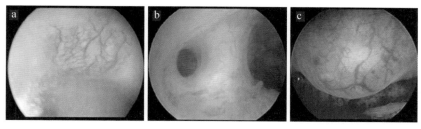

图 4 - 5 宫腔镜下细微病变：（a）局灶性血管增生；
（b）宫腔形态失常；（c）黏膜凸起

资料来源："Implementation of hysteroscopy in aninfertility clinic：The one-stop uterine diagnosis and treatment" by Campo R et al. 2014，FactsViews Vis Obgyn；6（4）：235 - 239. 版权所有。经 R Campo 许可转载

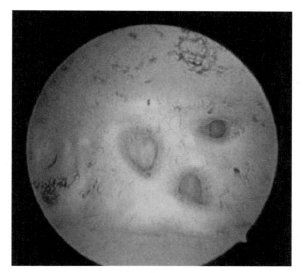

图 4 - 6 宫腔镜下子宫腺肌症：宫腔可见浅表异位
腺体开口及内膜血管丰富

资料来源："OfficeHysteroscopy andAdenomyosis" by MolinasCR 2006[26]. Best Practiceand Research ClinicalObstetrics and Gynecology；20：557 - 567. 版权所有。经 Elsevier 许可转载

4.6 宫腔镜提高生育力的机制

宫腔镜可以对宫颈管和宫腔进行客观的视觉评估，并且能够同时对术中发现的宫腔病变进行治疗。最常见的宫腔病变包括宫腔粘连、子宫内膜息肉、黏膜下肌瘤、子宫内膜炎和子宫畸形[1,6,27]（图 4 - 7）。

研究	治疗性宫腔镜 妊娠例数	治疗性宫腔镜 样本量	诊断性宫腔镜 妊娠例数	诊断性宫腔镜 样本量	权重	相对危险度 M-H法,随机效应模型,95%CI	相对危险度 M-H法,随机效应模型,95%CI
Casini 2006	13	30	6	22	15.8%	1.59[0.72,3.52]	
Pérez-Medina 2005	64	101	29	103	84.4	2.25[1.60,3.17]	
总计(95%CI)		131		125	100.0%	2.13[1.56,2.92]	
总计	77		35				

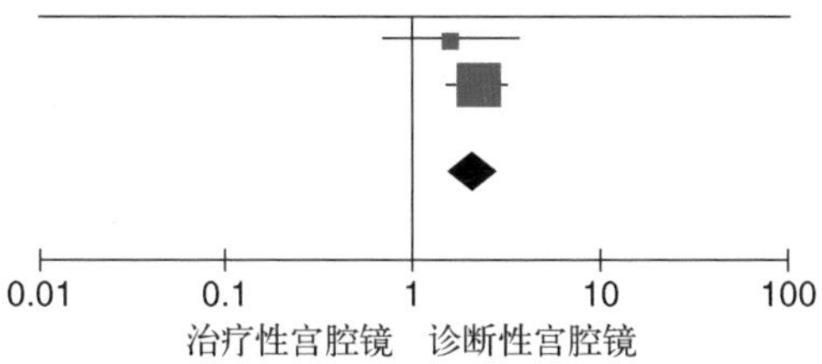

异质性检验: $Tau^2=0.00$; $Chi^2=0.62$, $df=1(P=0.43)$; $I^2=0\%$
整体效应检验: $Z=4.72(P<0.000\ 01)$

宫腔镜手术操作及诊断性检查处理子宫肌瘤或膜息肉对不孕女性临床妊娠率的影响。

图4-7 宫腔镜下息肉切除术或子宫肌瘤切除术可提高妊娠率

资料来源: "Efficacy of hysteroscopy in improving reproductive outcomes of infertile couples: a systematic review and meta-analysis" by SardoAtillo et al. 2016. Human Reproduction Update; 22: 479 – 496. 版权所有。经牛津大学出版社许可转载

● 有利于后续的胚胎移植：胚胎移植是体外受精中非常关键的步骤,有证据表明,缓慢轻柔的操作过程有助于避免诱发子宫收缩和因此导致的胚胎排出。宫腔镜检查可以评估宫颈管和宫腔的方向、走形及形态,以便提前完善相应准备及制订移植计划,从而简化操作,改善移植胚胎手术[28]。

● 可同时松解宫颈管粘连[1]。

● 宫腔镜操作过程中不可避免会损伤子宫内膜,除了引起刺激后反应性释放细胞因子和生长因子之外,还能调节促进胚胎植入的基因表达,如糖蛋白-glycodelin-A、层粘连蛋白、整合素和基质金属蛋白酶[1]。

● 激活多种促进胚胎植入的因子,如白细胞、细胞因子、趋化因子和其他未知的子宫内膜因子[29,30]。

● 宫腔和输卵管的压力性扩张能够有效改善生育力[31]。

4.7 常规宫腔镜与门诊宫腔镜检查[24]

就应用推广而言,宫腔镜检查与经阴道超声检查具有相似的简便性和患者依从性,无论是对患者还是临床医生而言,尽量减少宫腔镜检查潜在的缺点,一站式子宫诊断方法有望成为便捷的诊断技术和治疗工具。因此,门诊宫腔镜越来越受到医生和患者的青睐(表4-2)。

表4-2　常规宫腔镜和门诊宫腔镜的比较[24]

	常规宫腔镜	门诊宫腔镜
麻醉/镇痛	常规需要	不需要
宫腔镜直径(mm)	5	2.9
宫颈扩张、窥器、宫颈钳	需要	无创性置入阴道宫颈(非接触性) 不需要
患者依从性	好	更好 一站式诊疗技术

一站式诊疗技术为不孕患者进行子宫病变的筛查、诊断和治疗开辟了一个极具吸引力的新方向。

另外,新技术的发展(非创伤性操作、摄像机、高分辨率小直径宫腔镜、照片存储、膨宫介质)提高了临床医生常规选择宫腔镜进行子宫病变诊断和手术治疗的可能性。新一代的微型内窥镜,包括硬性宫腔镜及纤维宫腔镜,均具有良好的成像质量、足够的成像直径及亮度、良好的分辨率以及满意的全景视野[24]。

随着门诊宫腔镜的广泛应用和经验的积累,很多宫腔内病变可以行门诊治疗,如息肉切除、黏膜下子宫肌瘤切除和粘连分离。门诊服务可缩短治疗时间、减少对日常生活的影响,以及节约医疗保健服务的成本[32],为患者和社会带来了巨大的好处。

4.8 宫腔镜检查在不孕症诊治中的应用

如前所述,在不孕症包括辅助生殖技术的诊治过程中,子宫生育能力的评估是必不可少。事实上,宫腔病变在不孕妇女中更为常见(约占 50%)[8,33],降低了自然妊娠率及辅助生殖技术助孕的成功率。因此,宫腔镜检查显然是有益处的。

对宫颈管和宫腔进行可视化评估,必要时进行同步治疗,有利于提高妊娠率。许多学者建议在体外受精助孕前常规行宫腔镜检查,以确保胚胎移植前宫腔环境正常,从而提高 ART 的成功率[16,34,35](图 4-8)。

然而,不孕症检查中常规行宫腔镜仍存在争议。RCOG[36]、ESHRE(2000)[37]和 NICE[22]指南不建议将宫腔镜作为不孕症的初步筛查项目,除非有临床指征,其推荐等级为 B 级(RCOG 2004)[38]。

目前的研究日益关注"达妊娠时间"(达到妊娠的时间),这已经被视为"人类生殖的基本概念"。随着自然妊娠和接受辅助生殖技术助孕的女性平均年龄迅速增长,达妊娠时间延长已经成为不孕症诊治的关键问题,必须考虑到与该社会现象相关的卵巢老化的加速以及 35 岁以上女性胚胎非整倍体率增加的情况[1]。

研究	宫腔镜		未行宫腔镜		权重	相对危险度 M－H法,随机效应模型,95%CI	相对危险度 M－H法,随机效应模型,95%CI
	妊娠例数	样本量	妊娠例数	样本量			
1.1.1 首次 IVF/ICSI 前							
Shawki 2012a	20	54	16	62	14.3%	1.44[0.83,2.48]	
亚组总计(95%CI)		54				1.44[0.83,2.48]	
亚组总计	20		16				

异质性检验: Tau²=0.00;Chi²=0.62,df=1(P=0.43);I²=0%
整体效应检验: Z=4.72(P<0.000 01)

1.1.2 一次或以上 IVF/ICSI 失败							
Aghahosseini 2012	46	142	45	211	34.7%	1.5[1.07,2.16]	
Rama Raju 2006	72	255	48	265	41.3%	1.56[1.13,2.15]	
Shawki 2012b	14	51	12	48	9.8%	1.10[0.57,2.13]	
亚组总计(95%CI)		448		524	85.7%	1.48[1.19,1.85]	
亚组总计	132		105				

异质性检验: Tau²=0.00;Chi²=0.90,df=2(P=0.64);I²=0%
整体效应检验: Z=3.45(P=0.000 6)

总计(95%CI)		502		586	100.0%	1.48[1.20,1.81]	
总计	152		121				

异质性检验: Tau²=0.00;Chi²=0.91,df=3(P=0.82);I²=0%
整体效应检验: Z=3.68(P=0.000 2)
亚组同检测: Chi²=0.01,df=1(P=0.91);I²=0%

森林图坐标: 0.01　0.1　1　10　100
既往胚胎种植失败　｜　首次 IVF/ICSI 失败

图 4－8 此森林图提示宫腔镜可提高首次 IVF 周期及既往移植失败再次助孕周期的活产率

资料来源:"Efficacy of hysteroscopy in improving reproductive outcomes of infertile couples: a systematic review and meta-analysis" by SardoAtillo et al. 2016. Human Reprod Update; 22: 479－496.版权所有。经牛津大学出版社许可转载

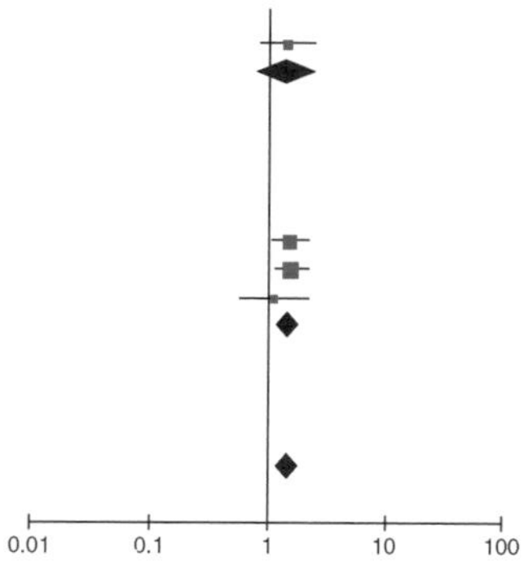

既往胚胎种植失败和首次 IVF/ICSI 的患者,是否行宫腔镜检查对活产率的影响

"个体化治疗"的概念以及临床上日益重视缩短达妊娠时间,促使生育专家更关注每一个细节,以便在最短的时间内提高患者的妊娠率。宫腔镜具有治疗潜在未确诊的子宫病变、改善生殖结局和缩短受孕时间的作用[1],生殖医学界已经在重新考虑宫腔镜在子宫病变诊断和治疗中的临床应用。

在尽量减少对宫腔解剖结构造成的负面影响的同时,宫腔镜筛查可以是经济有效的,从而增加活产率[30]。因此,不仅仅是在 IVF 助孕前,还需要对低风险患者,在接受不孕症治疗之前进行宫腔镜检查[35]。身体质量指数高(子宫内膜息肉高风险)和高龄(易发黏膜下肌瘤、子宫内膜增生和息肉)的妇女尤其应选择宫腔镜检查[39]。

将宫腔镜作为低生育力患者常规检查的常见反对依据是[35]:

1. 宫腔镜检查是侵入性的。
2. 需要麻醉(局部或全身)。
3. 可能造成宫腔粘连等并发症。

但是随着医学不断进展,可以通过降低腔镜口径(迷你镜)使侵入性大大降低,从而可以在不麻醉、不扩张宫颈的情况下进行更快的评估。宫腔粘连也大多可以通过球囊、防粘连膜或高剂量雌激素预防[35]。

结　论

宫腔镜对子宫环境评估的有效性是毋庸置疑。越来越多的研究清楚地表明,宫腔镜能够提高自然妊娠和 ART 助孕的生育力。凡是体外受精移植优质胚胎未孕患者,以及进入 IVF 周期前超声或输卵管造影怀疑子宫病变的患者,均应进行宫腔镜检查。应认真考虑 IVF 助孕前常规进行宫腔镜检查的可行性[20]。

在讨论将诊断性宫腔镜作为不孕妇女常规的一线评估工具的必要性时,应牢记,目前的宫腔镜操作技术上已经是一个简单、快速、低风险的门诊操作,只需要短期的培训即可顺利完成[17]。

　　将形态学正常的胚胎顺利地植入宫腔仍然是 IVF 助孕过程中的关键操作。移植前建议进行宫腔镜检查排除潜在的子宫异常。

(徐晓航　张少娣　译　张翠莲　校)

参考文献

[1] Sardo AD, Carlo CD, Minozzi S, et al. Effcacy of hysteroscopy in improving reproductive outcomes of infertile couples: a systematic review and metaanalysis. Hum Reprod Update. 2016; 22: 479 - 496.

[2] The Practice Committee of the American Society for Reproductive Medicine. Defnitions ofinfertility and recurrent pregnancy loss. FertilSteril. 2008; 90 (Suppl): S60.

[3] Templeton A, Morris JK, Parslow W. Factors that affect outcome of in-vitro fertilization treatment. Lancet. 1996; 348: 1402 - 1406.

[4] Kamphuis EI, Bhattacharya S, van der Veen F, Mol BW, Templeton A, Evidence Based IVFGroup. Are we overusing IVF? BMJ. 2014; 348: g252.

[5] Ferraretti AP, Goossens V, de Mouzon J, et al. Assisted reproductive technology in Europe, 2008: results generated from European registers by ESHRE. Hum Reprod. 2012; 27: 2571 - 2584.

[6] Smit JG, Kasius JC, Eijkemans MJ, et al. Hysteroscopy before in-vitro fertilization (inSIGHT): a multicenter randomised controlled trial. Lancet. 2016; 387: 2622 - 2629.

[7] Andersen AN, Goossens V, Ferraretti AP, et al. Assisted reproductive technology in Europe, 2004: results generated from European registersby ESHRE. Hum Reprod. 2008; 23: 756 - 771.

[8] Bosteels J, Kasius J, Weyers S, et al. Hysteroscopy fortreating subfertility associated with suspected major uterine cavity abnormalities. Cochrane Database Syst Rev. 2015; (2): CD009461. https://doi. org/10. 1002/ 14651858.CD009461.pub3.

[9] SEGI. Practical guideline in offce hysteroscopy. 2014. Available at: http://ebookbrowsee. net/practical-guideline-in-offce-hysteroscopy-segi-pdf-d715780654. Accessed on 5 May 2017.

[10] Bettocchi S, Ceci O, Di Venere R, et al. Advancedoperative offce hysteroscopy without anaesthesia: analysis of 501 cases treated with a 5 Fr. bipolar electrode. Hum Reprod. 2002; 17: 2435 - 2438.

[11] El-Toukhy T, Khalaf Y, Coomarasamy A, et al. A multicenter randomised

study of pre-IVFoutpatient hysteroscopy in women with recurrent IVF-ET failure - the trophy trial. Oral communication, ESHRE 30th Annual Meeting. Munich, 2014.

[12] Campo R, Meier R, Dhont N, et al. Implementation of hysteroscopy inan infertility clinic: the one-stop uterine diagnosis and treatment. Facts Views Vis Obgyn. 2014; 6(4): 235 - 239.

[13] Pundir J, El-Toukhy T. Uterine cavity assessment prior to IVF. Womens Health. 2010; 6: 841 - 848.

[14] Apirakviriya C, Rungruxsirivorn T, Phupong V, et al. Diagnostic accuracyof 3D-transvaginal ultrasound in detecting uterine cavity abnormalities in infertile patients ascompared with hysteroscopy. Eur J ObstetGynecolReprod Biol. 2016; 200: 24 - 28.

[15] Wang CW, Lee CL, Lai YM, et al. Comparison of hysterosalpingography and hysteroscopy in female infertility. J Am AssocGynecolLaparosc. 1996; 3(4): 581 - 584.

[16] Shushan A, Rojansky N. Should hysteroscopy be a part of the basic infertility workup? HumReprod. 1999; 14(8): 1923 - 1924.

[17] Pansky M, Feingold M, Sagi R, et al. Diagnostic hysteroscopyas a primary tool in a basic infertility workup. JSLS. 2006; 10: 231 - 235.

[18] La Torre R, De Felice C, De Angelis C, et al. Transvaginalsonographic evaluation of endometrial polyps: a comparison with two dimensional and threedimensional contrast sonography. ClinExpObstet Gynecol. 1999; 26: 171 - 173.

[19] Cunha-Filho JSL, de Souza CAB, Salazar CC, et al. Accuracyof hysterosalpingography and hysteroscopy for diagnosis of intrauterine lesions in infertilepatients in an assisted fertilization program. GynaecolEndosc. 2001; 10(1): 45 - 48.

[20] Golan A, Ron-El R, Herman A, et al. Diagnostic hysteroscopy: itsvalue in an in-vitro fertilization/embryo transfer unit. Hum Reprod. 1992; 7(10): 1433 - 1434.

[21] Radwan P, Radwan M, Polac I, et al. Detection of intracavitary lesions in 820infertile women: comparison of outpatient hysteroscopy with histopathological examination. Ginekol Pol. 2013; 84: 857 - 861.

[22] NICE. Fertility: assessment and treatment for people with fertility problems. National Institutefor Health and Clinical Excellence, 2013. Available at: http://guidance.nice.org.uk/CG156. Accessed on 5 Feb 2017.

[23] The Practice Committee of the American Society for Reproductive Medicine. Diagnostic evaluation of the infertile female: a committee opinion. FertilSteril. 2012; 98: 302 - 307.

[24] Campo R, Van Belle Y, Rombauts L, et al. Offce mini-hysteroscopy. HumReprod Update. 1999; 5(1): 73 − 81.

[25] Stefanescu A, Marinescu B. Diagnostic hysteroscopy − a retrospective study of 1545 cases. Maedica. 2012; 7: 4.

[26] Molinas CR, Campo R. Offce hysteroscopy and adenomyosis. Best Pract Res ClinObstetGynaecol. 2006; 20(4): 557 − 567.

[27] Pundir J, Pundir V, Omanwa K, et al. Hysteroscopy prior to the frst IVFcycle: a systematic review and meta-analysis. Reprod Biomed Online. 2014; 28: 151 − 161.

[28] Mansour R, Aboulghar M. Optimizing the embryo transfer technique. Hum Reprod. 2000; 17: 1149 − 1153.

[29] Romero R, Espinoza J, Mazor M. Can endometrial infection/inflammation explain implantation failure, spontaneous abortion, and preterm birth after in vitro fertilization? Fertil Steril. 2004; 82: 799 − 804.

[30] Kasius JC, Eijkemans RJ, Mol BW, et al. Cost-effectivenessof hysteroscopy screening for infertile women. Reprod Biomed Online. 2013; 26: 619 − 626.

[31] Mooney SB, Milki AA. Effect of hysteroscopy performed in the cycle preceding controlledovarian hyperstimulation on the outcome of in vitro fertilization. FertilSteril. 2003; 79: 637 − 638.

[32] Gulumser C, Narvekar N, Pathak M, et al. See-and-treat outpatienthysteroscopy: an analysis of 1109 examinations. Reprod Biomed Online. 2010; 20: 423 − 429.

[33] De Placido G, Clarizia R, Cadente C, et al. Compliance anddiagnostic effcacy of mini-hysteroscopy versus traditional hysteroscopy in infertility investigation. Eur J ObstetGynecolReprod Biol. 2007; 135(1): 83 − 87.

[34] El Toukhy T. Outpatient hysteroscopy and subsequent IVF cycle outcome: a systematic reviewand metaanalysis. Reprod Biomed Online. 2008; 16(5): 712 − 719.

[35] Nawroth F, Foth D. Hysteroscopy only after recurrent IVF failure? Reprod Biomed Online. 2004; 8: 726.

[36] Royal College of Obstetricians and Gynecologists Evidence-based Clinical Guidelines. Guideline: fertility assessment and treatment for people with fertility problems, 2004. RCOGwebsite http://www.rcog.org.uk. Accessed on 17 Feb 2017.

[37] Crosignani PG, Rubin BL. Optimal use of infertility diagnostic tests and treatments. HumReprod. 2000; 15: 723 − 732.

[38] Bosteels J, Weyers S, Puttemans P, et al. The effectiveness of hysteroscopy in improving pregnancy rates in subfertile women without other gynecological symptoms: a systematic review. Hum Reprod Update. 2010; 16(1): 1 − 11.

［39］ HT Y，Wang CJ，Lee CL，et al. The role of diagnostic hysteroscopy before thefrst in vitro fertilization/intracytoplasmic sperm injection cycle. Arch Gynecol Obstet. 2012；286(5).

子宫内膜息肉：宫腔镜诊断及处理 5

5.1 概述

子宫内膜息肉指子宫内膜局部过度增殖，导致内膜基质和腺体突出于子宫腔而形成赘生物[1,2]，是育龄期女性常见的妇科疾病，但也可见于绝经后女性。息肉也可见于宫颈管内，含有平滑肌的子宫内膜息肉被称为腺瘤型息肉[3]。子宫内膜息肉可单发或多发，有蒂或无蒂，大小从几毫米到几厘米不等[2,4,5]。

5.2 流行病学特征

子宫内膜息肉无特异性临床症状，导致发病率的统计呈现差异性[6-10]。既往报道中因息肉的定义、诊断方法及研究人群的不同[11-14]，其发病率为 7.8%～34.9% 不等。在异常子宫出血及无特殊症状的女性中，子宫内膜息肉的发生率分别为 24%～41% 和 10%[15,16]。不孕女性子宫内膜息肉的发生率高于正常人群[6]。

5.3 病因及发病机制

子宫内膜息肉发生的危险因素包括年龄、肥胖、高血压、糖尿病、激素替代治疗（HRT）和他莫昔芬的使用等[17-21]。因患者往往无明显症状，目前对于子宫内膜息肉的认识相对局限。DeWaay 等的研究发现，约有 27% 的子宫内膜息肉在 1 年的随访期中自然消退[16]，体积较小的息肉更容易自然消退[10,16]。

子宫内膜息肉进一步可发展为非典型增生或子宫内膜癌，其恶

变发生率为 $0 \sim 12.9\%^{[14,22-28]}$。

5.4 临床表现

　　子宫内膜息肉常无明显的临床表现[6]。盆腔超声检查可发现大部分子宫内膜息肉[5]。64%～88%的绝经前子宫内膜息肉患者常表现为月经过多、月经不调、性交后出血等[29]，其中异常子宫出血是息肉最常见的临床表现[6]。FIGO 把育龄女性由子宫内膜息肉导致的异常子宫出血称为 AUB－P[30]。在有异常出血的育龄女性中，子宫内膜息肉的发生率为 10%～40%[14,15,31]。症状的轻重与息肉数目、大小及位置不完全相关[32]。50%～60%的绝经后子宫内膜息肉最常见的临床表现为绝经后出血[29,32]。

子宫内膜息肉与不孕

　　子宫内膜息肉对妊娠有一定影响，但其中的因果关系尚未明确[33]。其可能的机制假说如下：

　　　　——干扰精子运输和胚胎植入[1,34]

　　　　——息肉部位植入缺陷[3]

　　　　——息肉的腺体和基质对孕激素无反应[3]

　　　　——引起局部炎症反应[35-37]及内膜容受性分子标志物的表达量
　　　　　　发生变化[1,5,38]

　　控制性促排卵过程中，超生理剂量的雌激素会在一定程度上增加患者子宫内膜息肉的发生风险[39]。据报道，原发不孕女性息肉的发生率为 3.8%～38.5%，继发不孕为 1.8%～17%[33,40-42]。这种差别可能与研究人群及诊断方法的不同有关。尽管研究认为女性不孕与子宫内膜息肉的发生存在一定的关系[6]，但目前仅有一项随机对照研究支持该结论[43]。

5.5 诊断

子宫内膜息肉的常用诊断方法包括经阴道二维超声（2DTVUS）、经阴道三维超声检查（3D TVUS）、宫腔盐水灌注超声造影（SIS）、子宫输卵管造影（HSG）和宫腔镜检查[44]。

2DTVUS 能较准确地诊断大部分子宫内膜息肉（B 级证据）[6]。在月经中期进行 2DTVUS 检查可以更清楚地发现息肉。彩色多普勒超声可提高对子宫内膜息肉的诊断[6]。3DTVUS 可测量子宫内膜容积、子宫内膜及内膜下血流指数，有研究显示 2DTVUS 与 3DTVUS 对子宫内膜息肉的诊断是不一致的[45,46]。SIS 具有安全、快速、耐受性好、灵敏度高等优点，对子宫内膜息肉诊断优于阴道超声[48]。

HSG 与宫腔镜检查相比，诊断子宫内膜息肉敏感性更高（98%），但特异性较低（34.6%）[42,49]。HSG 所使用碘油有一定的辐射，常引发患者不适，因此不是子宫内膜息肉的首选诊断方法。

磁共振成像（MRI）在诊断子宫内膜息肉方面比超声成像更有优势，但其费用较高。计算机断层扫描（CT）与经阴道超声相比，诊断子宫内膜息肉的灵敏度偏低（53%）。

宫腔镜检查是诊断子宫内膜息肉的金标准[6,51]，也是唯一可以同时进行治疗的操作。宫腔镜可以评估子宫内膜息肉的大小、数量、血流情况及其他特征（如有蒂/无蒂等）（图 5 - 1 和图 5 - 2）[6]。盲性扩宫和刮宫可能导致息肉破碎，给病理诊断造成不便[52,53]，通常不用于诊断子宫内膜息肉[6]。盲性子宫内膜取样与使用宫腔镜引导下的活检检查相比，灵敏度低（8%～46%）及阴性预测值（7%～58%）均偏低[54]。

宫腔镜下活检是诊断子宫内膜息肉最灵敏、最特异的方法[55]。如果宫腔镜检查仅仅通过直视评估病变大小和类型而没有进行活检，研究显示敏感性为 58%～99%，特异性为 87%～100%，阳性预测值为 21%～100%，阴性预测值为 66%～99%[13,51,56-59]。诊断和治疗性宫

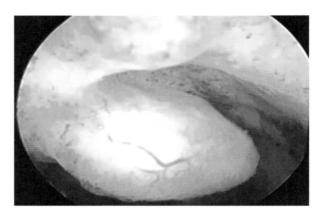

图 5-1 宫腔镜示有蒂子宫内膜息肉

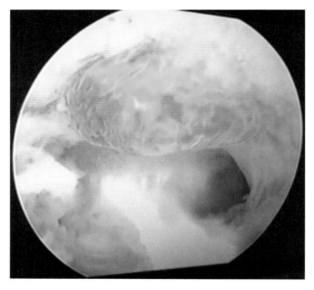

图 5-2 宫腔前壁无蒂息肉

腔镜检查可以在门诊或住院进行,取决于仪器设备、患者意愿及术者的技术水平[51,60,61]。

5.6 子宫内膜息肉的治疗

超声检查是目前妇科重要的诊断工具,随着超声设备分辨率的提高,其对子宫内膜息肉的诊断率越来越高,给妇科医生治疗子宫内膜息肉,特别是无症状及偶发内膜息肉带来了新的挑战。

5.6.1　期待治疗

子宫内膜息肉的自然病程目前尚不清楚[11,16],由于大部分息肉是良性的,期待治疗似乎是合理的选择,特别是对于无症状的、育龄期和息肉<10 mm 的女性[6]。研究认为约有 25% 的小型子宫内膜息肉(<10 mm)可自然消退[62,63]。

图 5－3 是基于现有证据提出的子宫内膜息肉治疗方案[64]。

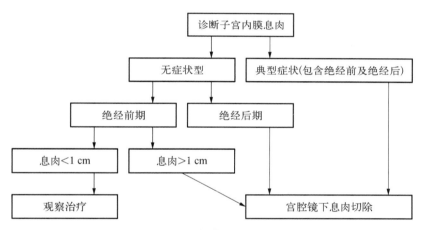

图 5－3　子宫内膜息肉的治疗方案

资料来源:"The management of endometrial polyps in the 21st century," John Jude Annan 等著. 2012, The obstetrologist & Gynecologist, 14, pp. 33－38.经 John Wiley and Sons 许可转载

5.6.2　药物防治

目前尚无足够的证据证明子宫内膜息肉与不孕症相关[6,63]。含左炔诺孕酮的宫内节育器已被应用于预防与他莫昔芬相关的子宫内膜息肉,但将其用于治疗息肉还仅限于研究阶段[65]。

5.6.3　手术治疗

虽然大多数息肉,特别是体积较小的息肉可能会自然消退,但是子宫内膜息肉最常见的治疗方案仍是手术治疗。

盲性刮宫：这种方法可导致约 50% 的子宫内膜病变被漏诊，目前已逐渐被舍弃[52-54]。

宫腔镜下息肉切除：宫腔镜下息肉切除是息肉手术治疗的金标准。该方法安全有效，可同时进行诊断、治疗及病理学检查[6]。

5.7 宫腔镜下子宫内膜息肉切除术

5.7.1 诊疗流程

宫腔镜下息肉切除术和其他宫腔镜手术一样，最好安排在月经干净后进行。行宫腔镜前应排除妊娠、恶性肿瘤、活动期妇科感染等。操作时最好取膀胱截石位，在无菌条件下，使用 10% 聚维酮碘溶液进行会阴及阴道的清洁消毒。

由于术后感染的发生率较低，因此不需要常规用抗生素预防感染[66,67]。但由于术后子宫内膜炎可能导致患者生育能力受影响，一些学者推荐在行子宫肌瘤切除、粘连松解术等复杂的宫腔镜手术后使用抗生素预防感染，优先使用头孢菌素或多西环素[66]。

通常在进行宫腔镜操作之前，通常用窥器行宫颈检查和阴道双合诊，经宫颈阴道镜除外（详见下文）。操作时首先逐步扩张宫颈，组装手术器械后沿着宫颈和宫腔的方向逐步置入宫腔镜，当通过宫颈内口进入宫腔后，膨宫介质在几秒内完成扩张，获得清晰的手术视野。此时应全面评估宫底、子宫壁、输卵管口和子宫内膜的外观情况，及息肉的大小、数量、位置、血管分布及是否有蒂等，同时应仔细观察周围的子宫内膜情况。综合评估上述因素和设备情况，决定是否进行宫腔镜下息肉切除术。

目前多数宫腔镜操作经宫颈直接进入宫腔，无须使用窥器牵引，患者疼痛刺激小[68]，其息肉切除的效果与常规宫腔镜手术无明显差别[69]。

当存在解剖因素(如宫颈狭窄)、视野不清及患者不耐受时[70]，无法进行门诊宫腔镜操作。

5.7.2 门诊宫腔镜手术与住院宫腔镜手术

正如前面所述,可以根据患者意愿、器械情况及息肉的大小、位置等选择门诊或住院手术[6,71]。目前大部分宫腔镜操作可以在门诊完成,但仍有一部分宫腔镜操作需住院全麻进行[51,61]。无论是绝经前还是绝经后的女性,均可通过门诊宫腔镜进行诊断[31,51]。相对住院治疗,门诊宫腔镜的花费更少,患者舒适度较高[72],可同时行小息肉的切除,但也有未能实施息肉切除的报道[71]。无论患者是否绝经、有无阴道分娩史无关,子宫内膜/子宫峡部≤20 mm的息肉行门诊宫腔镜切除是安全可行的[73]。门诊宫腔镜更加经济高效,患者体验较好,但要求医师具备更高的专业水准,特别是在需要同时进行治疗的情况下。宫腔镜手术中进行宫颈旁麻醉阻滞是有效的[74]。随着技术及宫腔镜直径的不断改进,宫腔镜在门诊诊疗中的应用越来越普遍[60]。

5.7.3 软镜与硬镜

与硬镜相比,软镜能更方便地通过宫颈,减少患者疼痛感[75,76],更适合门诊宫腔镜操作,但软镜对子宫内膜息肉的诊断敏感性较低,为74%[77,78],并且花费较高,设备器械精细,易发生破碎,通常配套的手术器械较少。

表5-1总结了宫腔镜检查中不同息肉切除术的优缺点。

表5-1 不同息肉切除方法比较[79]

治疗方法	优　势	劣　势	复发率
盲性刮宫[54,80]	操作方便 设备成本低 对术者要求较低	低灵敏度(8%~46%) 全麻手术 需住院治疗 并发症发生率高	15%

（续表）

治疗方法	优 势	劣 势	复发率
宫腔镜下息肉切除[60,75,80-82]	定位准确 切除完全 恢复期短 并发症风险低(0.38%) 良好的生育结局 宫腔粘连发生率低	手术时间长 需要专业的器械设备 存在与甘氨酸吸收相关的并发症风险 对术者要求较高	复发率低(0~4.5%)
宫腔镜检查和Hysteroscopic morcellator（宫腔镜粉碎器）[83,84]	易于操作 不使用甘氨酸作为膨宫介质 操作时间短 学习曲线短	花费高 尚未广泛开展 增加病理诊断难度 增加出血风险	未见报道
宫腔镜检查和双极电切镜[29,85]	易于操作 不使用甘氨酸作为膨宫介质	花费高 尚未广泛开展	未见报道
子宫切除术	无子宫恶性肿瘤的风险	手术并发症发生率高 未来无生育能力	绝不复发
药物治疗	无创	仅限短期治疗 缺乏有力的研究证据	停药后常复发

资料来源："Diagnosis and Management of Endometrial Polyps：A Critical Review of the Literature" S.Salim 等著,2011,Journal of Minimally Invasive Gynecology,18,pp.569－581.经 Elsevier Inc.许可转载

5.7.4 息肉切除术所需的器械类型

不同类型的宫腔镜器械被用于宫腔镜下息肉切除术,包括宫腔镜微型剪刀或抓钳[6]、单级电切镜[6]、双极电切镜[29,85]及宫腔镜组织粉碎器[83,84]。

器械的选择取决于手术费用、息肉大小、位置及术者的技术水平。有研究对不同器械设备在成本和效率方面进行比较。

体积小且有蒂的息肉通过宫腔镜下微型剪刀能够轻松取出(图5-4~图5-6)[80]。术中使用抓钳时应该钳抓息肉基底部,不可强行拉动,保持适度统一的前向牵拉使息肉从其基底部旋转脱离,然后使用钳取器取出息肉。根据息肉的具体大小,尝试一次或多次摘除息肉。

另一方面,对于体积较大且无蒂的息肉,电切环(切除镜)是其首选的器械设备(图5-7和图5-8)。息肉完整暴露后,术者使用脚踏板或手动开关使低电流通过电切环,同时沿息肉基底

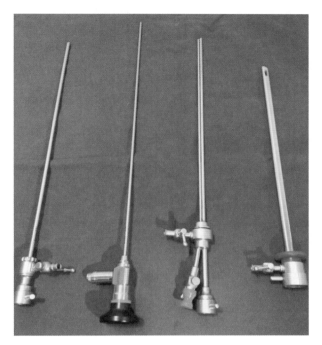

图 5 - 4　2.9 mm 宫腔镜 (含外鞘)

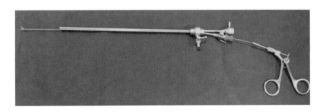

图 5 - 5　宫腔镜 (含外鞘和宫腔镜剪刀)

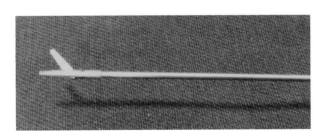

图 5 - 6　宫腔镜剪刀头

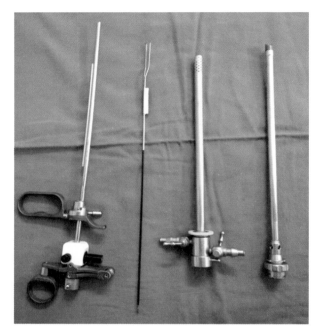

图 5-7 单极电切镜(含电切环和外鞘)

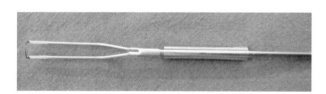

图 5-8 用于息肉切除的电切环

部来回拉动切割,重复多次后将息肉切除。当息肉切除耗时较长时,患者可能出现因甘氨酸(膨宫介质)吸收过量而引起的并发症。与微型剪刀及抓钳(15%)相比,电切环切除息肉后复发的概率几乎为 0[80]。

双极电切镜(Bipolar Versapoint, NJ 或 Gynecare Versascope™,ETHICON TM)是一种精细的器械,几乎无须扩张宫颈。双极可使用盐水作为膨宫介质,降低了低钠血症等相关并发症的发生风险[29,85]。双极钩状电极(Bipolar twizzles)[86]和息肉圈套器[87]降低了患者疼痛度,其应用已经获得了一定的成功。双极电切镜适合较小息肉的处理,单极电切镜是非基底层息肉或体积较大息肉(>20 mm)的优选治疗器械[88]。

宫腔镜粉碎器可短时间内在直视下切除息肉并清理息肉碎片，无须反复进出，降低了患者体液丢失和宫颈损伤的风险[84]。既往摘除>2 cm或直径大于宫颈口的息肉时，需在全麻状态下进行，手术时间长，患者不适感强，且器械需多次进出宫颈进行息肉的分段切除。这种情况下，直径更小的粉碎器相对更有优势。一项纳入121名患者的随机对照研究显示，与电切相比，宫腔镜粉碎器切除息肉的速度更快、患者痛苦更少、接受度高、切除更彻底[89]。

双极电切镜和宫腔镜粉碎器较为昂贵，使用相对局限。目前有关其对生殖结局改善的证据有限，在获得确切结论之前尚需更多的随机对照研究进一步探索。

5.7.5　宫腔镜息肉切除术的并发症

宫腔镜下息肉切除是一种较为安全的手术，其并发症发生率为0.95%~3%[81,90,91]。最常见的并发症包括以下几种。

- 出血(2.4%)
- 子宫穿孔(1.5%)
- 宫颈裂伤(1%~11%)[91]
- 因体液丢失过多而导致的并发症，如低钠血症等[81,90-92]

上述并发症大多与宫腔镜手术时间过长有关，如同时进行粘连松解术或肌瘤切除术，而在单纯的息肉切除术中发生较少。

在宫腔镜检查期间或结束后有可能发生出血。若出血量较多，应及时排除子宫穿孔可能。少量出血通常会自行停止，无须要过多特殊干预。中重度出血时，可电灼小血管进行止血。若出血仍未控制，可在宫腔内置入Foley导管或子宫内球囊压迫止血[92,93]。

子宫穿孔是宫腔镜手术的常见并发症之一，发生率为0.7%~3%。子宫穿孔可能由手术器械导致，如探针、宫颈扩张器、宫腔镜、宫腔镜剪刀、宫腔镜粉碎器或电切镜等。手术医生应事先就所有可能的并发症对患者进行充分告知,并签署知情同意书(必要时同时行腹腔镜检查)[81,90,91]。对钝器造成的小穿孔应谨慎观察,如果怀疑穿孔是由尖锐器械或电灼环所致的,则应同时进行腹腔镜检查以排除盆腔内脏或血管损伤。

通常术中子宫肌层未被切开,所以发生宫腔粘连的风险较低[94]。一项研究显示,宫腔镜下息肉切除术后无宫腔粘连发生[82]。其他与手术相关的不常见并发症包括麻醉相关并发症、宫颈管内假道形成、术后子宫内膜炎、气体栓塞(罕见)等。本书的其他部分将对此进一步详细讨论。

5.7.6　美国妇科腔镜医师协会(AAGL)子宫内膜息肉管理指南[6]

1. 小息肉和无症状的息肉可保守治疗(A 级证据)。

2. 不建议使用药物治疗息肉(B 级证据)。

3. 宫腔镜下息肉切除术是治疗的金标准(B 级证据)。

4. 不同类型的宫腔镜下息肉切除技术的临床疗效无明显差别(C级证据)。

5. 对于有症状的绝经后女性,应切除息肉后进行病理学检查(B级证据)。

6. 宫腔镜下息肉切除术优于子宫切除术,其侵入性较小,花费较低,降低了患者的风险(C 级证据)。

对于存在息肉的不孕女性,建议手术切除,以增加自然受孕或辅助生殖助孕的成功率(A 级)。

5.8　息肉切除在妊娠中的作用

5.8.1　自然受孕

观察性研究发现子宫内膜息肉切除后自然受孕率有所提高,特别是对不明原因不孕的女性[1,95]。在一项纳入 266 名月经正常不孕女性的研究中,宫腔镜下息肉切除术后妊娠率可达 50%[34]。现有的研究证据认为息肉切除术可有效提高不孕女性的妊娠率(43%~80%)[36,80,96]。

5.8.2 宫腔内人工授精

息肉切除可增加宫腔内人工授精(IUI)的妊娠率[5,43]。在一项前瞻性研究中,86 名女性在 IUI 前接受了宫腔镜下息肉切除术,85 名女性选择不处理息肉直接行 IUI 治疗,结果显示息肉切除术组妊娠率为 40.7%,对照组仅为 22.3%[97]。最新的 Cochrane 系统评价认为,IUI 前行宫腔镜下息肉摘除术较仅单纯进行宫腔镜诊断和息肉活检增加患者的临床妊娠率(OR4.4,95%CI 2.5~8.0,$p<0.000\ 01$)[95]。

5.8.3 体外受精

一项综述研究认为,对控制性促排卵(COS)前发现的子宫内膜息肉切除后能够改善体外受精的治疗结局[35]。有关在 COS 过程中新发现的子宫内膜息肉的处理尚存争议[1,5],应根据胚胎数目、既往妊娠史和所在生殖中心的胚胎冷冻策略综合分析后处理[35]。

一项纳入 83 例患者的回顾性研究发现,对于 TVUS 诊断的子宫内膜息肉<2 cm 者,新鲜胚胎移植组与宫腔镜下息肉切除后冷冻胚胎移植组的妊娠率相似,但新鲜胚胎移植组流产率明显增高。因此,该研究认为息肉切除可降低流产率,提高抱婴回家率[98]。

另一项回顾性分析认为,在控制性超促排期间发现<1.5 cm 的子宫内膜息肉不需要切除。息肉组与对照组患者在 ICSI 周期中的妊娠率、活产率相似,认为可用期待疗法处理小息肉[99]。

Check 等的回顾性研究发现,新鲜移植周期中新确诊的子宫内膜息肉组的胚胎种植率、临床妊娠率、活产率与无息肉组无显著差异[100]。

近期的一项回顾性队列研究认为,COS 期间新确诊的子宫内膜息肉与生化妊娠率增加有关(OR2.12;95%CI,1.09~4.12),但对新鲜移植后的临床妊娠率及活产率无影响[5]。

对 IVF 周期中部分反复着床失败的患者,宫腔镜切除子宫内膜息肉后胚胎种植率和临床妊娠率可显著增加[101]。

宫腔镜息肉切除术与 IVF 周期的时间间隔并不影响 IVF 助孕成功率[102]。

总之,建议不孕症女性行子宫内膜息肉切除,以增加自然受孕及辅助生殖助孕成功率[6]。对于 IVF 期间新确诊的子宫内膜息肉应根据具体情况,进行个体化处理[5,35]。

结 论

1. 不孕症女性子宫内膜息肉的发生率较高。

2. 宫腔镜检查是诊断子宫内膜息肉的金标准,也是唯一可以同时进行治疗的操作。

3. 门诊宫腔镜检查便捷经济,患者舒适度高,但对术者的手术技能要求较高,尤其是需要同时进行手术操作时。

4. 目前尚无证据表明任何一种腔镜下息肉切除术的临床效果是优于其他的。

5. 与不孕症相关的息肉推荐行宫腔镜下息肉切除术。

6. 切除子宫内膜息肉可提高患者自然受孕率和 IUI 的成功率,尤其是对不明原因不孕女性。

7. 体外受精(IVF)过程中,患者应先切除子宫内膜息肉,再进行控制性超促排卵。

8. IVF 助孕期间新确诊的子宫内膜息肉,应视具体情况,进行个体化治疗。

（姜李乐　张翠莲　译　张少娣　校）

参考文献

[1] Taylor E, Gomel V. The uterus and fertility. Fertil Steril. 2008; 89 (1): 1 – 16.

[2] Rackow BW, Jorgensen E, Taylor HS. Endometrial polyps affect uterine receptivity. Fertil Steril. 2011; 95(8): 2690 – 2692.

[3] Mittal K, Schwartz L, Goswami S, et al. Estrogen and progesterone receptor

expression in endometrial polyps. Int J Gynecol Pathol. 1996; 15 (4):
345 - 348.

[4] Kim KR, Peng R, Ro JY, et al. A diagnostically useful histopathologic
feature of endometrial polyp: the long axis of endometrial glands arranged
parallel to surface epithelium. Am J Surg Pathol. 2004; 28: 1057 - 1062.

[5] Elias RT, Pereira N, Karipcin FS, et al. Impact of newly diagnosed
endometrial polyps during controlled ovarian hyperstimulation on in vitro
fertilization outcomes. J Minim Invasive Gynecol. 2015; 22(4): 590 - 594.

[6] American Association of Gynecologic Laparoscopists. AAGL practice report:
practice guidelines for the diagnosis and management of endometrial polyps. J
Minim Invasive Gynecol. 2012; 19(1): 3 - 10.

[7] Fay TN, Khanem N, Hosking D. Out-patient hysteroscopy in asymptomatic
postmenopausal women. Climacteric. 1999; 2: 263 - 267.

[8] de Ziegler D. Contrast ultrasound: a simple-to-use phase-shifting medium
offers saline infusion sonography-like images. Fertil Steril. 2009; 92:
369 - 373.

[9] Martinez-Perez O, Perez-Medina T, Bajo-Arenas J. Ultrasonography of
endometrial polyps. Ultrasound Rev Obstet Gynecol. 2003; 3: 43.

[10] Lieng M, Istre O, Sandvik L, et al. Prevalence, 1-year regression rate, and
clinical signiicance of asymptomatic endometrial polyps: cross-sectional study.
J Minim Invasive Gynecol. 2009; 16: 465 - 471.

[11] Haimov-Kochman R, Deri-Hasid R, Hamani Y, et al. The natural course of
endometrial polyps: could they vanish when left untreated? Fertil Steril. 2009;
92: 828.e11 - 12.

[12] Dreisler E, Stampe Sorensen S, Ibsen PH, et al. Prevalence of endometrial
polyps and abnormal uterine bleeding in a Danish population aged 20 - 74
years. Ultrasound Obstet Gynecol. 2009; 33: 102 - 108.

[13] Fabres C, Alam V, Balmaceda J, et al. Comparison of ultrasonography and
hysteroscopy in the diagnosis of intrauterine lesions in infertile women. J Am
Assoc Gynecol Laparosc. 1998; 5: 375 - 378.

[14] Anastasiadis PG, Koutlaki NG, Skaphida PG, et al. Endometrial polyps:
prevalence, detection, and malignant potential in women with abnormal
uterine bleeding. Eur J Gynaecol Oncol. 2000; 21: 180 - 183.

[15] Clevenger-Hoeft M, Syrop C, Stovall D, et al. Sonohysterography in
premenopausal women with and without abnormal bleeding. Obstet Gynecol.
1999; 94: 516 - 520.

[16] DeWaay DJ, Syrop CH, Nygaard IE, et al. Natural history of uterine polyps
and leiomyomata. Obstet Gynecol. 2002; 100: 3 - 7.

[17] Cohen I. Endometrial pathologies associated with postmenopausal tamoxifen

treatment. Gynecol Oncol. 2004; 94: 256 - 266.

[18] Onalan R, Onalan G, Tonguc E, et al. Body mass index is an independent risk factor for the development of endometrial polyps in patients undergoing in vitro fertilization. Fertil Steril. 2009; 91: 1056 - 1060.

[19] Nappi L, Indraccolo U, Sardo ADS, et al. Are diabetes, hypertension, and obesity independent risk factors for endometrial polyps? J Minim Invasive Gynecol. 2009; 16(2): 157 - 162.

[20] Dreisler E, Sorensen S, Lose G. Endometrial polyps and associated factors in Danish women aged 36 - 74 years. Am J Obstet Gynecol. 2009; 200: e1 - 6.

[21] Maia H Jr, Barbosa IC, Marques D, et al. Hysteroscopy and transvaginal sonography in menopausal women receiving hormone replacement therapy. J Am Assoc Gynecol Laparosc. 1996; 4: 13 - 18.

[22] Bakour SH, Khan KS, Gupta JK. The risk of premalignant and malignant pathology in endometrial polyps. Acta Obstet Gynecol Scand. 2000; 79: 317 - 320.

[23] Ben-Arie A, Goldchmit C, Laviv Y, et al. The malignant potential of endometrial polyps. Eur J Obstet Gynecol Reprod Biol. 2004; 115: 206 - 210.

[24] Ferrazzi E, Zupi E, Leone FP, et al. How often are endometrial polyps malignant in asymptomatic postmenopausal women? A multicenter study. Am J Obstet Gynecol. 2009; 200: 235.e1 - 6.

[25] Lieng M, Qvigstad E, Sandvik L, et al. Hysteroscopic resection of symptomatic and asymptomatic endometrial polyps. J Minim Invasive Gynecol. 2007; 14: 189 - 194.

[26] Papadia A, Gerbaldo D, Fulcheri E, et al. The risk of premalignant and malignant pathology in endometrial polyps: should every polyp be resected? Minerva Ginecol. 2007; 59: 117 - 124.

[27] Savelli L, De Iaco P, Santini D, et al. Histopathologic features and risk factors for benignity, hyperplasia, and cancer in endometrial polyps. Am J Obstet Gynecol. 2003; 188: 927 - 931.

[28] Hileeto D, Fadare O, Martel M, et al. Age dependent association of endometrial polyps with increased risk of cancer involvement. World J Surg Oncol. 2005; 3: 8.

[29] Golan A, Sagiv R, Berar M, et al. Bipolar electrical energy in physiologic solution—a revolution in operative hysteroscopy. J Am Assoc Gynecol Laparosc. 2001; 8: 252 - 258.

[30] Munro M, Critchley HO, Broder MS, et al. FIGO Working Group on Menstrual Disorders. FIGO classification system (PALM - COEIN) for causes of abnormal uterine bleeding in nongravid women of reproductive age. Int J Gynecol Obstet. 2011; 113: 3 - 11.

［31］ Nagele F, O'Connor H, Davies A, et al. 2500 Outpatient diagnostic hysteroscopies. Obstet Gynecol. 1996; 88: 87 - 92.

［32］ Hassa H, Tekin B, Senses T, et al. Are the site, diameter, and number of endometrial polyps related with symptomatology? Am J Obstet Gynecol. 2006; 194: 718 - 721.

［33］ Taylor P, Pattinson H, Kredenster J. Diagnostic hysteroscopy. In: Hunt R, editor. Atlas of female infertility. Boston, MA: Mosby - Year Book; 1992. p. 200.

［34］ Shokeir TA, Shalan HM, El-Shafei MM. Significance of endometrial polyps detected hysteroscopically in eumenorrheic infertile women. J Obstet Gynaecol Res. 2004; 30: 84 - 89.

［35］ Afifi K, Anand S, Nallapeta S, et al. Management of endometrial polyps in subfertile women: a systematic review. Eur J Obstet Gynecol Reprod Biol. 2010; 151(2): 117 - 121.

［36］ Spiewankiewicz B, Stelmachów J, Sawicki W, et al. The effectiveness of hysteroscopic polypectomy in cases of female infertility. Clin Exp Obstet Gynecol. 2003; 30(1): 23 - 25.

［37］ Al-Jefout M, Black K, Schulke L, et al. Novel finding of high density of activated mast cells in endometrial polyps. Fertil Steril. 2009; 92 (3): 1104 - 1106.

［38］ Richlin SS, Ramachandran S, Shanti A, et al. Glycodelin levels in uterine flushings and in plasma of patients with leiomyomas and polyps: implications for implantation. Hum Reprod. 2002; 17(10): 2742 - 2747.

［39］ Hinckley MD, Milki AA. 1000 office-based hysteroscopies prior to in vitro fertilization: feasibility and findings. JSLS. 2004; 8: 103 - 107.

［40］ Kupesic S, Kurjak A, Skenderovic S, et al. Screening for uterine abnormalities by threedimensional ultrasound improves perinatal outcome. J Perinat Med. 2002; 30: 9 - 17.

［41］ Valle RF. Hysteroscopy in the evaluation of female infertility. Am J Obstet Gynecol. 1980; 137: 425 - 431.

［42］ Preutthipan S, Linasmita V. A prospective comparative study between hysterosalpingography and hysteroscopy in the detection of intrauterine pathology in patients with infertility. J Obstet Gynaecol Res. 2003; 29: 33 - 37.

［43］ Perez-Medina T, Bajo-Arenas J, Salazar F, et al. Endometrial polyps and their implication in the pregnancy rates of patients undergoing intrauterine insemination: a prospective, randomized study. Hum Reprod. 2005; 20: 1632 - 1635.

［44］ Seshadri S, El-Toukhy T, Douiri A, et al. Diagnostic accuracy of saline infusion sonography in the evaluation of uterine cavity abnormalities prior to assisted reproductive techniques: a systematic review and metaanalyses. Hum Reprod Update. 2015; 21(2): 262 - 274.

[45] Fang L, Su Y, Guo Y, Sun Y. Value of 3-dimensional and power Doppler sonography for diagnosis of endometrial polyps. J Ultrasound Med. 2013; 32(2): 247 - 255.

[46] La Torre R, De Felice C, De Angelis C, et al. Transvaginal sonographic evaluation of endometrial polyps: a comparison with two dimensional and three dimensional contrast sonography. Clin Exp Obstet Gynecol. 1999; 26(3 -4): 171 - 173.

[47] Guven MA, Bese T, Demirkiran F, et al. Hydrosonography in screening for intracavitary pathology in infertile women. Int J Gynaecol Obstet. 2004; 86: 377 - 383.

[48] Kamel HS, Darwish AM, Mohamed SA. Comparison of transvaginal ultrasonography and vaginal sonohysterography in the detection of endometrial polyps. Acta Obstet Gynecol Scand. 2000; 79: 60 - 64.

[49] Soares SR, Dos Reis MB, Camargos AF. Diagnostic accuracy of sonohysterography, transvaginal sonography, and hysterosalpingography in patients with uterine cavity diseases. Fertil Steril. 2000; 73(2): 406 - 411.

[50] Grossman J, Ricci ZJ, Rozenblit A, et al. Efficacy of contrastenhanced CT in assessing the endometrium. AJR Am J Roentgenol. 2008; 191: 664 - 669.

[51] Lo KWK, Yuen PM. The role of outpatient diagnostic hysteroscopy in identifying anatomic pathology and histopathology in the endometrial cavity. J Am Assoc Gynecol Laparosc. 2000; 7(3): 381 - 385.

[52] Gimpelson RJ, Rappold HO. A comparative study between panoramic hysteroscopy with directed biopsies and dilatation and curettage. A review of 276 cases. Am J Obstet Gynecol. 1988; 158(3): 489 - 492.

[53] Svirsky R, Smorgick N, Rozowski U, et al. Can we rely on blind endometrial biopsy for detection of focal intrauterine pathology? Am J Obstet Gynecol. 2008; 199(2): 115.e1 - 3.

[54] Bettocchi S, Ceci O, Vicino M, et al. Diagnostic inadequacy of dilatation and curettage. Fertil Steril. 2001; 75(4): 803 - 805.

[55] Makris N, Kalmantis K, Skartados N, et al. Threedimensional hysterosonography versus hysteroscopy for the detection of intracavitary uterine abnormalities. Int J Gynecol Obstet. 2007; 97: 6 - 9.

[56] Schwärzler P, Concin H, Bösch H, et al. An evaluation of sonohysterography and diagnostic hysteroscopy for the assessment of intrauterine pathology. Ultrasound Obstet Gynecol. 1998; 11: 337 - 342.

[57] Pasqualotto EB, Margossian H, Price LL, et al. Accuracy of preoperative

diagnostic tools and outcome of hysteroscopic management of menstrual dysfunction. J Am Assoc Gynecol Laparosc. 2000; 7: 201 – 209.

[58] Makris N, Skartados N, Kalmantis K, et al. Evaluation of abnormal uterine bleeding by transvaginal 3 – D hysterosonography and diagnostic hysteroscopy. Eur J Gynaecol Oncol. 2007; 28: 39 – 42.

[59] Birinyi L, Daragó P, Török P, et al. Predictive value of hysteroscopic examination in intrauterine abnormalities. Eur J Obstet Gynecol Reprod Biol. 2004; 115: 75 – 79.

[60] Bettocchi S, Ceci O, Nappi L, et al. Operative office hysteroscopy without anesthesia: analysis of 4863 cases performed with mechanical instruments. J Am Assoc Gynecol Laparosc. 2004; 11: 59 – 61.

[61] Clark TJ, Khan KS, Gupta JK. Current practice for the treatment of benign intrauterine polyps: a national questionnaire survey of consultant gynaecologists in UK. Eur J Obstet Gynecol Reprod Biol. 2002; 103: 65 – 67.

[62] Hamani Y, Eldar I, Sela HY, et al. The clinical significance of small endometrial polyps. Eur J Obstet Gynecol Reprod Biol. 2013; 170 (2): 497 – 500.

[63] Lieng M, Istre O, Qvigstad E. Treatment of endometrial polyps: a systematic review. Acta Obstet Gynecol Scand. 2010; 89(8): 992 – 1002.

[64] Annan JJ, Aquilina J, Ball E. The management of endometrial polyps in the 21st century. Obstet Gynaecol. 2012; 14: 33 – 38.

[65] Gardner FJE, Konje JC, Bell SC, et al. Prevention of tamoxifen induced endometrial polyps using a levonorgestrel releasing intrauterine system. Long-term follow-up of a randomized control trial. Gynecol Oncol. 2009; 114(3): 452 – 456.

[66] ACOG practice bulletin No. 104: antibiotic prophylaxis for gynecologic procedures. Obstet Gynecol. 2009; 113(5): 1180 – 1189.

[67] Agostini A, Cravello L, Shojai R, Ronda I, Roger V, Blanc B. Postoperative infection and surgical hysteroscopy. Fertil Steril. 2002; 77(4): 766 – 768.

[68] Cooper NA, Smith P, Khan KS, et al. Vaginoscopic approach to outpatient hysteroscopy: a systematic review of the effect on pain. BJOG. 2010; 117: 532 – 539.

[69] Sharma M, Taylor A, di Spiezio Sardo A, et al. Outpatient hysteroscopy: traditional versus the 'no-touch' technique. BJOG. 2005; 112: 963 – 967.

[70] Clark TJ, Voit D, Song F, et al. Accuracy of hysteroscopy in the diagnosis of endometrial cancer and disease: a systematic review. JAMA. 2002; 288: 1610 – 1621.

[71] Cooper NA, Clark TJ, Middleton L, et al. Outpatient versus inpatient uterine polyp treatment for abnormal uterine bleeding: randomised controlled non-

inferiority study. Br Med J. 2015; 350: h1398.

[72] Kremer C, Duffy S. A randomised controlled trial comparing transvaginal ultrasound, outpatient hysteroscopy and endometrial biopsy with inpatient hysteroscopy and curettage. BJOG. 2000; 107: 1058 – 1059.

[73] Litta P, Cosmi E, Saccardi C, et al. Outpatient operative polypectomy using a 5 mm hysteroscope without anaesthesia and/or analgesia: advantages and limits. Eur J Obstet Gynecol Reprod Biol. 2008; 139(2): 210 – 214.

[74] Valle RF. Office hysteroscopy. Clin Obstet Gynecol. 1999; 42: 276 – 289.

[75] Agostini A, Bretelle F, Cravello L, et al. Acceptance of outpatient flexible hysteroscopy by premenopausal and postmenopausal women. J Reprod Med. 2003; 48: 441 – 443.

[76] Kremer C, Barik S, Duffy S. Flexible outpatient hysteroscopy without anaesthesia: a safe, successful and well tolerated procedure. Br J Obstet Gynaecol. 1998; 105: 672 – 676.

[77] Chang CC. Efficacy of office diagnostic hysterofibroscopy. J Minim Invasive Gynecol. 2007; 14: 172 – 175.

[78] Zlatkov V, Kostova P, Barzakov G, et al. Flexible hysteroscopy in irregular uterine bleeding. J BUON. 2007; 12: 53 – 56.

[79] Salim S. Diagnosis and management of endometrial polyps: a critical review of the literature. J Minim Invasive Gynecol. 2011; 18(5): 569 – 581.

[80] Preutthipan S, Herabutya Y. Hysteroscopic polypectomy in 240 premenopausal and postmenopausal women. Fertil Steril. 2005; 83: 705 – 709.

[81] Jansen FW, Vredevoogd CB, van Ulzen K, et al. Complications of hysteroscopy: a prospective, multicenter study. Obstet Gynecol. 2000; 96(2): 266 – 270.

[82] Taskin O, Sadik S, Onoglu A, et al. Role of endometrial suppression on the frequency of intrauterine adhesions after resectoscopic surgery. J Am Assoc Gynecol Laparosc. 2000; 7: 351 – 354.

[83] Emanuel MH, Wamsteker K. The Intra Uterine Morcellator: a new hysteroscopic operating technique to remove intrauterine polyps and myomas. J Minim Invas Gynecol. 2005; 12(1): 62 – 66.

[84] Van Dongen H, Emanuel MH, Wolterbeek R, et al. Hysteroscopic morcellator for removal of intrauterine polyps and myomas: a randomized controlled pilot study among residents in training. The. J Minim Invasive Gynecol. 2008; 15(4): 466 – 471.

[85] Vilos GA. Intrauterine surgery using a new coaxial bipolar electrode in normal saline solution (Versapoint): a pilot study. Fertil Steril. 1999; 72: 740 – 743.

[86] Garuti G, Centinaio G, Luerti M. Outpatient hysteroscopic polypectomy in postmenopausal women: a comparison between mechanical and electrosurgical

resection. J Minim Invasive Gynecol. 2008；15：595－600.

[87] Timmermans A, Veersema S. Ambulatory transcervical resection of polyps with the Duckbill polyp snare：a modality for treatment of endometrial polyps. J Minim Invasive Gynecol. 2005；12：37－39.

[88] Muzii L, Bellati F, Pernice M, et al. Resectoscopic versus bipolar electrode excision of endometrial polyps：a randomized study. Fertil Steril. 2007；87(4)：909－917.

[89] Smith PP, Middleton LJ, Connor M, et al. Hysteroscopic morcellation compared with electrical resection of endometrial polyps：a randomized controlled trial. Obstet Gynecol. 2014；123(4)：745－751.

[90] Orhue AA, Aziken ME, Igbefoh JO. A comparison of two adjunctive treatments for intrauterine adhesions following lysis. Int J Gynaecol Obstet. 2003；82(1)：49－56.

[91] Shveiky D, Rojansky N, Revel A, et al. Complications of hysteroscopic surgery："Beyond the learning curve". J Minim Invasive Gynecol. 2007；14(2)：218－222.

[92] Technology assessment No. 7：Hysteroscopy. Obstet Gynecol. 2011；117(6)：1486－1491.

[93] Schorge JO, Schaffer JI, Halvorson LM, et al. Williams gynecology. 1st ed. New York, NY：McGraw-Hill Medical；2008.

[94] Deans R, Abbott J. Review of intrauterine adhesions. J Minim Invasive Gynecol. 2010；17(5)：555－569.

[95] Bosteels J, Kasius J, Weyers S, et al. Hysteroscopy for treating subfertility associated with suspected major uterine cavity abnormalities. Cochrane Database Syst Rev. 2015；(2)：CD009461.

[96] Valle RF. Therapeutic hysteroscopy in infertility. Int J Fertil. 1984；29：143－148.

[97] Kalampokas T, Tzanakaki D, Konidaris S, et al. Endometrial polyps and their relationship in the pregnancy rates of patients undergoing intrauterine insemination. Clin Exp Obstet Gynecol. 2012；39(3)：299－302.

[98] Lass A, Williams G, Abusheikha N, et al. The effect of endometrial polyps on outcomes of in vitro fertilization (IVF) cycles. J Assist Reprod Genet. 1999；16(8)：410－415.

[99] Tiras B, Korucuoglu U, Polat M, et al. Management of endometrial polyps diagnosed before or during ICSI cycles. Reprod Biomed Online. 2012；24(1)：123－128.

[100] Check JH, Bostick-Smith CA, Choe JK, et al. Matched controlled study to evaluate the effect of endometrial polyps on pregnancy and implantation rates following in vitro fertilization-embryo transfer (IVF－ET). Clin Exp Obstet

Gynecol. 2011; 38(3): 206 - 208.

[101] Cenksoy P, Ficicioglu C, Yıldırım G, et al. Hysteroscopic findings in women with recurrent IVF failures and the effect of correction of hysteroscopic findings on subsequent pregnancy rates. Arch Gynecol Obstet. 2013; 287(2): 357 - 360.

[102] Eryilmaz OG, Gulerman C, Sarikaya E, et al. Appropriate interval between endometrial polyp resection and the proceeding IVF start. Arch Gynecol Obstet. 2012; 285(6): 1753 - 1757.

宫腔镜下子宫肌瘤切除术 **6**

6.1 概述

子宫肌瘤是育龄期女性最常见的良性肿瘤。据统计,子宫肌瘤的发生率为 20%~50%[1]。

子宫肌瘤主要由构成子宫肌壁的平滑肌细胞及结缔组织形成,并含有胶原蛋白、纤连蛋白和蛋白多糖等[2]。子宫肌瘤的发病机制目前尚不明确,但与雌、孕激素密切相关[3,4]。子宫肌瘤好发于育龄期,青春期前少见,绝经后萎缩或消退。子宫肌瘤在生长过程中易向阻力较小的方向发展,若突向腹腔为浆膜下肌瘤,突向宫腔为黏膜下肌瘤,两者占子宫肌瘤的 5%~10%[5]。

子宫肌瘤均起源于子宫肌层,分为单发与多发,根据位置可分为三类:浆膜下肌瘤、黏膜下肌瘤和肌壁间肌瘤。

直径>7 cm 浆膜下肌瘤需手术切除。若肌瘤直径<7 cm,但已引起相应的压迫症状,如子宫前壁肌瘤压迫膀胱引起尿频、排尿困难、尿潴留等症状,子宫后壁肌瘤压迫直肠引起便秘等肠道不适,则建议切除肌瘤。浆膜下肌瘤和肌壁间肌瘤可选择经腹或腹腔镜手术切除。与经腹子宫肌瘤切除术相比,腹腔镜下子宫肌瘤切除术具有恢复快、创伤小等优点。腹腔镜下子宫肌瘤切除术包括腹腔镜下肌瘤切除和子宫修补,故大多数腹腔镜手术需要更具经验的医生操作。因近年来腹腔镜手术培训的普及及设备的不断发展,腹腔镜下子宫肌瘤切除术已得到越来越广泛的应用。

黏膜下肌瘤起源于子宫前壁、后壁或侧壁,通常位于子宫体、宫底或子宫峡部,黏膜下肌瘤通常会引起较明显的临床症状,如月经过多、痛经、不孕等。如果黏膜下肌瘤位于宫角处,则可能干扰精子在子宫输卵管结合部的运输而导致不孕[6]。黏膜下肌瘤具有较高的恶性率,并与慢性子宫内膜炎相关[6],同时产科并发症(如早产、产后出血和剖宫产)的发生率也较高[7]。黏膜下肌瘤可以通过宫腔镜切除,也可以经腹或经腹腔镜行子宫次全切除术或全子宫切除术。

宫腔镜手术因痛苦小、损伤轻、不影响卵巢功能、保护子宫内膜等优势,在临床上应用越来越普遍。然而,某些类型的子宫肌瘤并不适合宫腔镜治疗。

6.2 宫腔镜下子宫肌瘤切除术的发展史

最初,子宫肌瘤的治疗方法包括经腹子宫切除术和经腹子宫肌瘤挖除术。随着手术技术和器械的不断发展,腹腔镜逐渐应用到子宫肌瘤的手术治疗中,使得黏膜下肌瘤可以经宫腔进行切除。宫腔镜下切除子宫肌瘤的方法有两种,一种是用卵圆钳扭断带蒂肌瘤的蒂,另一种是用剪刀穿过宫腔镜鞘剪断肌瘤的蒂。

1976 年,Neuwirth 和 Amin 首次报道应用泌尿外科的前列腺电切镜行子宫肌瘤切除术,术中用单极电极和 32% 的葡聚糖作为膨宫介质[8]。1987 年,Hallez 使用了一种特别设计的切除镜,使用 1.5% 甘氨酸作为膨宫介质和切割电流[9]。

随着器械的改进和专业知识的发展,宫腔镜下子宫肌瘤电除术目前已成为黏膜下肌瘤的首选治疗。

6.3 黏膜下肌瘤切除术的术前评估

在大多数情况下,切除黏膜下肌瘤是比较困难的,因此在术前必须明确肌瘤的范围。通常采用阴道超声(transvaginal ultrasound scanning, TVS) 和/或宫腔超声造影术(sonohysterography, SHG) 或门诊宫腔镜检查来评估子宫肌瘤的位置、数量、大小以及子宫肌瘤在肌层的深度。SHG 或宫腔镜检查可以发现宫腔内肌瘤形态及其他宫腔内病变。2011 年有报道指出,宫腔盐水灌注超声造影对黏膜下肌瘤诊断的敏感性为

99%,阳性预测值为96%,而宫腔镜检查对子宫病变的敏感性、特异性、阳性预测值和阴性预测值分别为98%、83%、96%和91%。所以,SIS在诊断宫腔病变方面与作为金标准的宫腔镜检查类似,优于阴道超声[10]。

与阴道超声相比,SHG能对准确定位肌瘤并判断肌瘤在宫腔的深度,有助于对肌瘤进行分类并选择合理的治疗方案。对于多发性子宫肌瘤、子宫腺肌瘤及与子宫肌瘤难以鉴别者、阴道超声和SIS难以实施的肥胖患者,可借助于磁共振成像(MRI)明确诊断[11,12]。

6.4 黏膜下肌瘤的分类

黏膜下肌瘤最常用的分类方法是Wamsteker等在1993年提出的欧洲妇科内镜学会(European Society for Gynecological Endoscopy, ESGE)的分类标准。这种分型方法只考虑了黏膜下肌瘤累及子宫肌层的程度(表6-1)[13]。

表6-1 欧洲妇科内镜学会(ESGE)黏膜下肌瘤分类标准

0 型	有蒂,肌瘤全部位于子宫腔内,未向肌层扩展
Ⅰ 型	无蒂,肌瘤大部分突向宫腔(瘤体与子宫壁表面角度<90°),向肌层扩展<50%
Ⅱ 型	无蒂,肌瘤小部突向宫腔(瘤体与子宫壁表面角度≥90°),向肌层扩展≥50%

2005年,Lasmar等提出了一种可用于黏膜下肌瘤术前评估的分类方法。该分类方法涉及较多参数,包括肌瘤在肌层的扩展深度、肌瘤大小、肌瘤在宫腔的位置、肌瘤基底部占宫腔比例等(表6-2)。每个参数给出0~2分的评分,根据总评分将患者分为三组。与ESGE分类法相比,STEP-W分类法能更加准确预测手术效果[14,15]。

表6-2 黏膜下肌瘤的STEP-W分类法[14]

	肌瘤大小(cm)	肌瘤在宫腔的位置	肌瘤基底部占宫腔比例	肌层扩展深度	肌瘤在侧壁	总分
0	<2	下段	<1/3	0		
1	2~5	中段	1/3~2/3	<50%	加1分	
2	>5	上段	>2/3	≥50%		

（续表）

	肌瘤大小（cm）	肌瘤在宫腔的位置	肌瘤基底部占宫腔比例	肌层扩展深度	肌瘤在侧壁	总分
总分数	分组	治疗方案建议				
0~4	I	低难度的宫腔镜手术				
5~6	II	较复杂的宫腔镜手术,术前应用促性腺激素释放激素并考虑两次手术				
7~9	III	手术难度极大,不考虑宫腔镜手术				

6.5 设备

手术宫腔镜或电切镜是切除黏膜下肌瘤的主要设备,包括宫腔镜、能源系统、光源系统、灌流系统和成像系统。单极电刀和双极电刀均可以使用。单极电刀需要非电解质溶液,如 5% 山梨醇或甘氨酸。双极电刀更安全,是大多数外科医生的首选。

6.6 宫腔镜技术

手术方式主要取决于肌瘤的类型及位置。此外,有经验的外科医生可能更偏爱于某一种手术方式[16]。

6.6.1 门诊宫腔镜子宫肌瘤切除术

直径 3~5 mm 的宫腔镜的出现,使许多子宫病变无须行宫颈扩张和麻醉即可在门诊进行处理。较小的 0 型黏膜下肌瘤可在门诊治疗。首先将肌瘤切成两部分,然后每部分从肌瘤蒂部行 2~3 次电切将其去除,最后用抓钳取出。

因为研究方法的缺陷性,如缺少对照组、随访周期短等,评估门诊宫腔镜下子宫肌瘤切除术效果的证据有限,尚需要大规模的试验来进一步评估其实用性。

6.6.2   0 型黏膜下子宫肌瘤

6.6.2.1   宫腔镜下子宫肌瘤电切术

切除子宫肌瘤的方法是将电切环从肌瘤的顶部开始逐步向下切割直至达到基底部。此操作适用于带蒂的黏膜下肌瘤（图 6 - 1 ~ 图 6 - 5 ）。

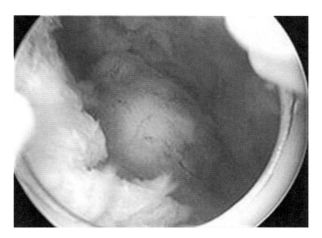

图 6 - 1   子宫黏膜下肌瘤宫腔镜电切前图

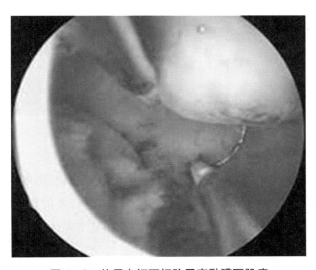

图 6 - 2   使用电切环切除子宫黏膜下肌瘤

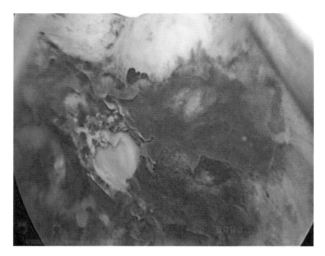

图 6-3　切除部分肌瘤

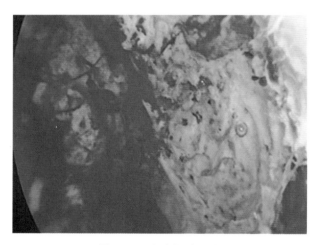

图 6-4　完全切除肌瘤

在切除肌瘤的过程中,肌瘤碎片在宫腔内堆积,影响手术视野,为保证后续操作的顺利进行,需将这些肌瘤碎片及时取出。最好的切除方法是在直视下用电切环或抓钳抓取肌瘤碎片。目前,临床上已有带自动抽吸装置的电切镜。手术完成的标志是:基底光滑、规则,可见到子宫肌层的束状结构。

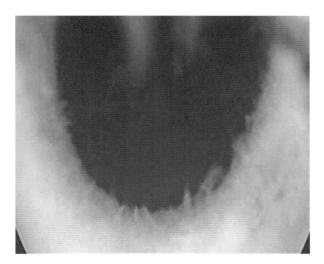

图 6 - 5　子宫黏膜下肌瘤切除后宫腔全景图

6.6.2.2　切除肌瘤基底部并取出肌瘤

对于带蒂黏膜下肌瘤,可用环形电极或 Nd：YAG 激光切割蒂部。然后使用组织钳盲抓或直视下使用 Issaacson 抓钳取出肌瘤组织。一些外科医生将切除的肌瘤组织留在宫腔内待月经来潮后随月经排出。

6.6.2.3　Nd：YAG 激光切除

Nd：YAG 激光切除适用于小于 2 cm 的黏膜下肌瘤。此方法首先用激光切割肌瘤表面血管,然后反复用激光切割肌瘤直至整个组织被完全切除。这就是所谓的接触技术。该技术的缺点是无病理学组织,且激光设备昂贵,因此限制了其使用。

6.6.2.4　肌瘤电灼

肌瘤电灼是用球形或圆柱形电极将肌瘤汽化。电极在肌瘤表面缓慢移动,当电极向术者方向移动时施加电流。反复重复以上步骤,直至肌瘤缩小到可用持钩或镊子轻松去除。

该技术的缺点是子宫穿孔、气体栓塞风险较高,并且无病理学组织。术中若采取一定的预防措施可预防并发症的发生。术者应注意手术时间、电流的大小等,麻醉医生术中应持续监测呼气末二氧化碳浓度,并随时告知术者避免发生严重并发症。

6.6.2.5 肌瘤宫内分碎术

肌瘤宫内分碎术是一种较新的技术,用宫内粉碎器(Intrauterine Morcellator,IUM)将肌瘤分碎,保护组织以便进行病理学检查。该技术对 G0 型和 G1 型黏膜下肌瘤有效,但对 G2 型黏膜下肌瘤无效。该技术通过特有器械吸收组织碎片,学习周期短、操作更快捷。目前尚是一种新技术,需要进一步的研究探索。

一项研究回顾性分析了 2012 年 1 月至 2013 年 12 月在两个中心行宫腔镜手术的 83 例黏膜下肌瘤患者的临床资料。第一组患者用 MyoSure 行宫腔镜下肌瘤分碎术(共 34 例),第二组患者用 Versapoint‑24F 双极环行宫腔镜下肌瘤切除术(共 49 例)。第一组 G0 型、G1 型黏膜下肌瘤共 36 个(71%),G2 型黏膜下肌瘤有 15 个(29%);第二组 G0 型、G1 型黏膜下肌瘤有 44 个(59%),G2 型黏膜下肌瘤 31 个(41%)两组间肌瘤类型无明显差别($P = 0.17$)。两组平均手术时间(30 min vs. 31 min,$P = 0.98$);肌瘤切除率(60% vs. 69%,$P = 0.65$);宫腔粘连发生率(10% vs. 13.8%,$P = 0.69$)及不良事件发生率均无明显差别。该研究中,手术方式的选择与手术结果无明显相关性[17]。

6.6.3 G1‑G2 型子宫黏膜下肌瘤

G1‑G2 型子宫黏膜下肌瘤,最好由有经验的医生进行诊治。若 G1 或 G2 型黏膜下肌瘤直径>5 cm,有肌瘤切除不全的风险,手术难度较大,不建议行宫腔镜手术。

目前已有几种可经宫腔镜处理 G1‑G2 型子宫黏膜下肌瘤的手术方式。

6.6.3.1 只切除肌瘤的宫腔内部分

过去有学者提出,只切除肌瘤的宫腔内部分,留下壁内成分[8]。这一观点是基于子宫内膜可能覆盖于子宫肌瘤的壁内部分使得肌瘤最终表现为肌壁间肌瘤这一假说上的。但实际上随着肌瘤的增长,肌瘤会继续向宫腔内生长,因此症状会持续出现。故这一术式最终被废弃。

6.6.3.2　两步法切除肌瘤

Donnez 在 1990 年首次描述了两步法切除肌瘤的手术方式[18]。该手术的理论基础是子宫肌瘤的腔内部分被切除后,壁内部分会向宫腔继续生长成为宫腔内部分。在 1990 年发表的一篇文章中,Donnez 用这种方法治疗了 12 名患者。后来,另一项研究发现,对于大部分肌瘤位于肌层的 78 名女性。95% 的患者只需 2 次宫腔镜手术,而只有 4 名患者需行第 3 次宫腔镜手术。[19]

手术步骤:

(1)患者在术前接受 8 周的 GnRHa 治疗。

(2)第一次宫腔镜操作:使用宫腔镜电切环切除肌瘤的宫腔内部分。然后激光以 90° 角进入肌瘤,进行肌溶解,使肌瘤体积缩小。

(3)患者再次接受 8 周的 GnRHa 治疗。

(4)第二次宫腔镜操作:用宫腔镜电切环切除宫腔内残留的肌瘤。

该方法只切除肌瘤的宫腔内部分,因此其安全性较高。缺点是有两种不同的干预方式,涉及两次手术并需多次注射 GnRHa,增加手术花费。这种技术只能治疗体积较小或子宫肌层扩展深度较浅的黏膜下肌瘤。

6.6.3.3　一步法完全切除肌瘤

1. 切除肌瘤壁内成分

切除肌瘤的宫腔内部分后,以同样的方式切除肌壁内部分。在手术过程中,膨宫介质间断地向宫腔灌注,引起子宫收缩,改变宫腔内压力,将肌瘤由壁内压向宫腔。重复此步骤,同时行人工子宫按摩,直到整个肌瘤被切除。

Zayed 等的一项研究中,共纳入 49 例患者,肌瘤平均大小为 51.94 ± 5.58 mm。其中 45 例(91.84%)肌瘤完全被切除,在 17 名不孕症女性中有 9 人成功妊娠。对于单发肌瘤（97.5%）、直径 < 6 cm（97.73%）、Lasmar 评分 < 7（100%）者,此术式切除肌瘤的成功率较高[20]。

该方法的并发症有出血、内渗和子宫穿孔等。术中若使用电切,可能会损伤肌瘤周围的正常组织。

2. 冷刀肌瘤切除术

1995 年,Mazzon 首次使用此项技术,共包括三个步骤[21]:

（1）切除宫腔内部分:使用电切环切除肌瘤的宫腔内部分至子宫内膜表面后停止操作,有助于下一步识别肌瘤与肌层间的界面。

（2）挖除肌壁内部分:将冷刀插入至肌瘤边缘内膜—肌层交界处,逐渐从肌层分离。此时只进行机械性分离,不使用电极。随后用单齿环钩取出肌瘤并切断肌瘤与肌层之间的连接。

（3）清除肌瘤:一旦肌瘤被挖除,同宫腔内子宫肌瘤一并清除。

此手术的缺点在于需要经验丰富的术者和用于手术的冷刀系统,所以限制了其应用。目前仍缺乏评估其有效性的研究。

3. 肌瘤完全切除术

（1）Litta 技术:用 Collin 刀在子宫肌瘤与子宫肌层交界的内膜处切开椭圆形的切口至合适大小。分离肌瘤后,将肌瘤推入宫腔内,然后使用电切术将肌瘤取出。一项研究纳入 44 例 G2 型黏膜下肌瘤患者,肌瘤平均大小为 3.2 cm（范围 2~4 cm）,其中 41 例成功切除肌瘤[22]。

（2）Lasmar 技术:该技术成功应用于 98 例女性,术中使用"L"型 Collins 电刀将肌瘤周围的子宫内膜切开,从各个方向将肌瘤推入宫腔内,再通过电切环及抓钳去除肌瘤[14]。

4. 双切除镜技术虽然操作上有一定的可行性,但仍未广泛开展应用[23]。这种技术以使用两个直径分别为 7 mm 和 9 mm 的切除镜而得名。首先使用较小直径的切除镜,将肌瘤切至可看到表面不规则的肌瘤顶部以便于抓取。进一步解剖肌瘤,并使用一个特殊设计的肌瘤抓握器将肌瘤拧转、牵拉至宫腔内。如肌瘤体积较大无法切除,可使用9 mm切除镜先切除部分肌瘤。

6.7　宫腔镜下子宫黏膜下肌瘤切除术的疗效

宫腔镜下子宫黏膜下肌瘤切除术是治疗月经紊乱的一种安全有效的方法。其有效性可达70%～99%[24],治疗效果受肌瘤切除不全、其他原因导致的月经过多、新的肌瘤形成等多个因素影响。肌瘤的大小及数目对评估预后有重要意义。宫腔镜下子宫黏膜下肌瘤切除术本身并不影响成功率[25]。多项研究评估了宫腔镜下子宫黏膜下肌瘤切除术对不孕女性生殖结局的影响[26-29,31]。研究显示术后妊娠率从16.7%～76.9%不等,平均为45%。这种差异可能与不孕的其他相关因素、随访差异、患者的一般情况如年龄及原发性/继发性不孕的差异有关[27]。大量调查研究发现,仅由子宫肌瘤造成的不孕症大约占10%,因此,宫腔镜下子宫黏膜下肌瘤切除术后的生殖结局受到其他众多因素的影响。Fernandez等在2001年报道,如果子宫黏膜下肌瘤是引起不孕的唯一原因,切除肌瘤后妊娠率可达到41.6%,如果同时存在一个或多个导致不孕的其他因素,妊娠率分别为26.3%和6.3%[28]。

宫腔镜下子宫肌瘤切除术适合于合并G0型–G1型子宫黏膜下肌瘤的不孕女性[29],而G2型子宫黏膜下肌瘤不建议行宫腔镜手术。

许多Meta分析评估了子宫黏膜下肌瘤对IVF周期的影响[26,27,29]。

Pritts通过研究发现,合并子宫黏膜下肌瘤的不孕女性的妊娠率(RR 0.32)、胚胎种植率(RR 0.28)、分娩率(RR 0.75)较无子宫黏膜下肌瘤者明显降低[26]。Somigliana等的Meta分析发现,子宫黏膜下肌瘤者的妊娠率和分娩率显著降低(OR:0.3)[27]。Donnez和Jadoul的研究也发现子宫黏膜下肌瘤会导致妊娠率降低[29]。

纳入了两篇回顾性研究的Meta分析发现,宫腔镜下子宫黏膜下肌症切除术并不影响IVF的妊娠结局[27,32,33]。然而,该研究结果仅对两项纳入少量人群的回顾性研究进行分析,无法排除偏倚性,必须谨慎对待。

6.8 手术长期并发症

宫腔镜下子宫肌瘤切除术与其他宫腔镜手术相比,并发症的发生率较高,据报道为 0.3% ~ 28%。液体超负荷和子宫穿孔是最常见的并发症。其他并发症有宫颈损伤、空气栓塞和出血等。晚期并发症包括宫腔粘连(intrauterine adhesions,IUA)和妊娠期子宫破裂[34]。

6.8.1 子宫穿孔

在扩张宫颈、置入宫腔镜器械或切除肌瘤的过程中均可能发生子宫穿孔。如果肌瘤大部分位于子宫肌层,行肌瘤切除时会增加穿孔的风险[35]。子宫穿孔的处理取决于患者及周围组织受损的情况。

2003 年的一项研究收集了五家医院历时 12 年共计 3541 例宫腔镜手术资料,包括 1 468 例宫腔镜下子宫内膜电切术(transcervical resections of endometrium,TCRE),797 例宫腔镜下子宫黏膜下肌瘤电切术(transcervical resection of myoma,TCRM),783 例宫腔镜下子宫内膜息肉电切术(transcervical resection of endometrial polyp,TCRP),189 例宫腔镜下子宫纵隔电切术(transcervical resection of uterine septa,TCRS),112 例宫腔镜下宫腔粘连分离术(transcervical resection of uterine adhesion,TCRA)和 192 例宫腔镜下异物取出术(transcervical removal of foreign body,TCRF)。所有手术均在超声或腹腔镜监护下进行。将子宫穿孔病例分为两组:入路相关组和技术相关组。

该研究中子宫穿孔共 16 例(占 0.45%)。其中,宫颈扩张所致 7 例,宫腔镜器械置入所致 1 例,电极所致 8 例。不同术式子宫穿孔的发生率分别为:TCRA 4.46%(5/112)、TCRF 3.12%(6/192)、TCRE 0.27%(4/1 468)、TCRM 0.13%(1/797)、TCRP 0、TCRS 0。16 例子宫破裂者均为术中诊断,其中 10 例(62%)为超声及腹腔镜监测诊断,

6 例(38%)为宫腔镜及临床表现诊断。子宫完全穿孔者 13 例,其中 2 例为腹腔镜监测诊断,5 例为超声监测诊断,4 例为宫腔镜诊断,2 例为症状联合超声诊断;子宫不全穿孔者 3 例,其中 2 例为腹腔镜监测诊断,1 例为超声监测诊断。据作者介绍,子宫穿孔有一半发生在进入宫腔的过程中,因此在使用扩宫器或宫腔镜时应特别注意;另一半与宫腔镜技术有关,因此手术类型和术者经验非常重要[36]。

6.8.2 TURP 综合征及电解质失衡

TURP 综合征及电解质失衡是宫腔镜下子宫黏膜下肌瘤电切术最严重的并发症。目前对液体超负荷的定义缺乏统一标准。膨宫介质向血管内的渗透可导致低钠血症、肺/脑水肿、心力衰竭,甚至死亡[35,37]。液体主要通过肌瘤内的血管吸收,也可通过腹膜吸收。吸收 1 000 ml 的非电解质灌流介质会导致血清钠下降 10 nmol/L,因此将 1 000 ml 设置为非电解质灌流介质的阈值。双极系统使用等渗电解质时,年轻健康女性可耐受 1 000 ml 的吸收量,但对于高龄和有高龄相关并发症(体重/心血管或肾脏疾病等)的患者来说,往往不能耐受。因此,等渗介质的安全上限仍未确定,与女性的年龄、体重和健康有很大关系[38]。

外渗的主要原因是子宫肌瘤在肌壁的扩张损伤到大血管。其他因素包括操作时间、肌瘤大小和液体的总入量。英国妇科内镜学会/欧洲妇科内镜学会(BSGE/ESGE)指南建议:健康女性在宫腔镜手术中等渗液体的安全阈值上限为 2 500 ml[38]。然而,在老年人及有心血管疾病和肾脏疾病等并发症的人群中应降低阈值,低渗溶液的液体吸收量上限应为 750 ml,等渗溶液的上限为 1 500 ml[38]。

在手术过程中,应密切观察液体的平衡,准确记录液体的出入量。在液体吸收量超过一定阈值时应及时停止手术。双极电刀及生理盐水的使用极大地减少了电解质失衡的发生。

6.8.3 术后宫腔粘连

宫腔镜下子宫肌瘤切除术后宫腔粘连的发生率为 1% ~ 13%[39]。

宫腔镜术后没有确切的有效预防宫腔粘连的方法,但可尝试以下方法来减少宫腔粘连的发生:① 避免暴力操作和减少损伤肌瘤周围组织;② 术者在手术过程中减少电切,尤其针对有多个肌瘤者;③ 宫腔放置释放左炔诺孕酮的宫内节育器或 Foley's 双腔管;④ 一些学者也推荐术后使用雌激素和黄体酮。

6.8.4　妊娠期子宫破裂

子宫肌瘤切除术后,在妊娠过程中子宫破裂风险较高,尤其是在子宫肌瘤切除术中损伤子宫肌层受损者。故应告知患者子宫破裂的风险,并建议至少避孕 1 年。虽然子宫肌瘤切除术后妊娠过程中子宫破裂的病例很少[39-41],但一些医生仍倾向于行剖宫产术避免子宫破裂的发生。然而,剖宫产术有助于预防子宫破裂尚缺乏足够的临床研究证据。

结　论

宫腔镜下子宫肌瘤切除术是适用于 G0/G1 型子宫黏膜下肌瘤的最常见和最广泛应用的技术。宫内组织粉碎器可能是一种有效的可供选择的替代方法。直径较小的肌瘤可在门诊行宫腔镜治疗。目前有多种完全切除肌瘤的技术,包括使用水分离、GnRH 激动剂、两期外科手术,但这些治疗方法大多成功率较低或文献报道有限,因此限制了其应用。G2 型黏膜下肌瘤的手术治疗在操作上有一定难度,并发症风险较高,因此需要更专业的技能和丰富的临床经验。宫腔镜下子宫肌瘤切除术应在设备齐全的情况下,对患者进行全面的术前评估,并由经验丰富的术者操作完成。

（张亚楠　张翠莲　译　张少娣　校）

参考文献

[1] Novak ER, Woodruff JD. Myoma and other benign tumors of the uterus. In: Gynecologic and obstetric pathology. 8th ed. Philadelphia, PA: W. B.

Saunders; 1979. p. 260 – 278.

[2] Parker WH. Etiology, symptomatology, and diagnosis of uterine myomas. Fertil Steril. 2007; 87(4): 725 – 736.

[3] Rein MS, Barbieri RL, Friedman AJ. Progesterone: a critical role in the pathogenesis of uterine myomas. Am J Obstet Gynecol. 1995; 172 (1): 14 – 18.

[4] Andersen J. Growth factors and cytokines in uterine leiomyomas. Semin Reprod Endocrinol. 1996; 14(3): 269 – 282.

[5] Ubaldi F, Tournaye H, Camus M, et al. Fertility after hysteroscopic omy. Hum Reprod Update. 1995; 1: 81 – 90.

[6] Valle RF, Baggish MS. Hysteroscopic myomectomy. In: Baggish MS, Valle RF, Guedj H, editors. Hysteroscopy. Visual perspectives of uterine anatomy, Physiology and pathology. Diagnostic and operative hysteroscopy. 3rd ed. Philadelphia, PA: Lippincott Williams & Wilkins, a Wolters Kluwer business; 2007. p. 385 – 404.

[7] Bernard G, Darai E, Poncelet C, et al. Fertility after hysteroscopic myomectomy: effect of intramural fbroids associated. Eur J Obstet Gynecol Reprod Biol. 2000; 88: 85 – 90.

[8] Neuwirth RS, Amin HK. Excision of submucous fbroids with hysteroscopic control. Am J Obstet Gynecol. 1976; 126: 95 – 99.

[9] Hallez JP. Single-stage total hysteroscopic myomectomies: indications, techniques, and results. Fertil Steril. 1995; 63: 703 – 708.

[10] Bingol B, Gunenc Z, Gedikbasi A, et al. Comparison of diagnostic accuracy of saline infusion sonohysterography, transvaginal sonography and hysteroscopy. J Obstet Gynaecol. 2011; 31(1): 54 – 58.

[11] Ahmed S, Zikri B, Aluwee S, et al. Magnetic resonance imaging of uterine fbroids: a preliminary investigation into the usefulness of 3D-rendered images for surgical planning. Springerplus. 2015; 4: 384.

[12] Murase E, Siegelman ES, Outwater EK, et al. Uterine leiomyomas: histopathologic features, MR imaging fndings, differential diagnosis, and treatment. Radiographics. 1999; 19(5): 1179 – 1197.

[13] Wamsteker K, Emanuel MH, de Kruif JH. Transcervical hysteroscopic resection of submucous fbroids for abnormal uterine bleeding: results regarding the degree of intramural extension. Obstet Gynecol. 1993; 82(5): 736 – 740.

[14] Lasmar RB, Barrozo PR, Dias R, et al. Submucous myomas: a new presurgical classifcation to evaluate the viability of hysteroscopic surgical treatment—preliminary report. J Minim Invasive Gynecol. 2005; 12 (4): 308 – 311.

[15] Lasmar RB. A new system to classify submucous myomas: a Brazilian multicentre study. J Minim Invasive Gynecol. 2012; 19(5): 575 – 590.

[16] Di Spiezio Sardo A, Mazzon I, Bramante S, et al. Hysteroscopic myomectomy: a comprehensive review of surgical techniques. Hum Reprod Update. 2008; 14(2): 101 – 119.

[17] Hamidouche A, Vincienne M, Thubert T, et al. Operative hysteroscopy for myoma removal: morcellation versus bipolar loop resection. J Gynecol Obstet Biol Reprod. 2015; 44(7): 658 – 664.

[18] Donnez J, Nisolle M. Hysteroscopic surgery. Curr Opin Obstet Gynecol. 1992; 4(3): 439 – 446.

[19] Donnez J, Polet R, Smets M, et al. Hysteroscopic myomectomy. Curr Opin Obstet Gynecol. 1995; 7: 311 – 316.

[20] Zayed M, Fouda UM, Zayed SM, et al. Hysteroscopic myomectomy of large submucous myomas in a 1 – step procedure using multiple slicing sessions technique. J Minim Invasive Gynecol. 2015; 22(7): 1196 – 1202.

[21] Mazzon I, Favilli A, Grasso M, et al. Is cold loop hysteroscopic myomectomy a safe and effective technique for the treatment of submucous myomas with intramural development? A series of 1434 surgical procedures. J Minim Invasive Gynecol. 2015; 22(5): 792 – 798.

[22] Litta P, Vasile C, Merlin F, et al. A new technique of hysteroscopic myomectomy with enucleation in toto. J Am Assoc Gynecol Laparosc. 2003; 10: 263 – 270.

[23] Lin B, Akiba Y, Iwata Y. One-step hysteroscopic removal of sinking submucous fbroid in two infertile patients. Fertil Steril. 2000; 74: 1035 – 1038.

[24] Capmas P, Levaillant JM, Fernandez H. Surgical techniques and outcome in the management of submucous fbroids. Curr Opin Obstet Gynecol. 2013; 25 (4): 332 – 338.

[25] Emanuel MH, Wamsteker K, Hart AA, et al. Long-term results of hysteroscopic myomectomy for abnormal uterine bleeding. Obstet Gynecol. 1999; 93(5): 743 – 748.

[26] Pritts EA. Fibroids and infertility: a systematic review of the evidence. Obstet Gynecol Surv. 2001; 56(8): 483 – 491.

[27] Somigliana E, Vercellini P, Daguati R, et al. Fibroids and female reproduction: a critical analysis of the evidence. Hum Reprod Update. 2007; 13(5): 465 – 476.

[28] Fernandez H, Sefrioui O, Virelizier C, et al. Hysteroscopic resection of submucosal myomas in patients with infertility. Hum Reprod. 2001; 16(7): 1489 – 1492.

[29] Donnez J, Jadoul P. What are the implications of myomas on fertility? A need

for a debate? Hum Reprod. 2002; 17(6): 1424 - 1430.

[30] Shokeir TA. Hysteroscopic management in submucous fbroids to improve fertility. Arch Gynecol Obstet. 2005; 273(1): 50 - 54.

[31] Surrey ES, Minjarez DA, Stevens JM, et al. Effect of myomectomy on the outcome of assisted reproductive technologies. Fertil Steril. 2005; 83: 1473 - 1479.

[32] Narayan R, Rajat Goswamy K. Treatment of submucous fbroids, and outcome of assisted conception. J Am Assoc Gynecol Laparosc. 1994; 1: 307 - 311.

[33] Paschopoulos M, Polyzos NP, Lavasidis LG, et al. Safety issues of hysteroscopic surgery. Ann N Y Acad Sci. 2006; 1092: 229 - 234.

[34] Murakami T, Tamura M, Ozawa Y, et al. Safe techniques in surgery for hysteroscopic myomectomy. J Obstet Gynaecol Res. 2005; 31: 216 - 223.

[35] Xia EL, Duan H, Zhang J, et al. Analysis of 16 cases of uterine perforation during hysteroscopic electro-surgeries. Zhonghua Fu Chan Ke Za Zhi. 2003; 38(5): 280 - 283.

[36] Pasini A, Belloni C. Intraoperative complications of 697 consecutive operative hysteroscopies. Minerva Ginecol. 2001; 53(1): 13 - 20.

[37] AAGL. AAGL Practice Report: practical Guidelines for the Management of hysteroscopic distension media. J Minim Invasive Gynecol. 2013; 20: 137 - 148.

[38] Touboul C, Fernandez H, Deffeux X, et al. Uterine synechiae after bipolar hysteroscopic resection of submucosal myomas in patients with infertility. Fertil Steril. 2009; 92(5): 1690 - 1693.

[39] Derman SG, Rehnstrom J, Neuwirth RS. The long-term effectiveness of hysteroscopic treatment of menorrhagia and leiofbroids. Obstet Gynecol. 1991; 77: 591 - 594.

[40] Yaron Y, Shenhav M, Jaffa AJ, et al. Uterine rupture at 33 weeks' gestation subsequent to hysteroscopic uterine perforation. Am J Obstet Gynecol. 1994; 170(3): 786 - 787.

[41] Sentilhes L, Sergent F, Berthier A, et al. Uterine rupture following operative hysteroscopy. Gynecol Obstet Fertil. 2006; 34(11): 1064 - 1070.

宫腔镜在苗勒管异常中的应用 7

7.1 概述

先天性子宫畸形为胚胎时期苗勒管发育异常所致,可分为发育异常和融合异常。

对苗勒管发育异常的记载最早可追溯到公元前 300 年。16 世纪 Columbo 报道了第一例阴道发育不全(子宫合并阴道)的病例[1]。

由于大部分先天性子宫畸形没有明显的临床症状,其确切发病率尚不清楚。大多研究是在小样本人群中进行的患病率调查,但总人群的准确患病率目前尚无定论。子宫畸形在不孕女性和有正常生育史女性中的发生率为 2% ~ 4%,但在早孕期复发性流产、早孕末期及孕中期流产或早产女性中发生率较高。弓形子宫是最常见的子宫畸形(5%),此类患者常不合并生育障碍,其次为纵隔子宫(3%)和双角子宫(0.5%)[2]。

苗勒管发育异常可表现为多种妇科及产科问题[2,3]。其中最常见的子宫畸形是子宫纵隔,占先天性子宫畸形的 80% ~ 90%[2]。在所有的子宫畸形中,子宫纵隔是唯一一种能够通过宫腔镜手术治疗和矫正的子宫畸形[3]。

7.2 病因

先天性苗勒管发育异常的病因机制目前尚未完全明确,这类人群的表型往往是正常的。子宫的发育起始于胚胎第 8 ~ 16 周,由两侧副中肾管发育而成。两侧副中肾管经历以下发育阶段[4]。

● 发育：两侧副中肾管开始发育

● 融合：两侧副中肾管中段和尾段融合形成子宫体、子宫颈和阴道上段，两侧未融合的头段发育为输卵管。

● 纵隔吸收：两侧苗勒管最初合并时纵隔仍存在，9 周后被吸收成为单一宫腔和宫颈。

腹膜下纤维肌肉的异常会影响苗勒管并合，增厚的圆韧带或坚硬的膀胱直肠褶皱也可能导致这些发育异常。

由于中肾管或 Wolffian 管与泌尿系发育及女性生殖道发育密切相关[5]，因此，中肾管发育不良可能影响生殖道形成[6]。对生殖道畸形女性应同时检查是否存在泌尿系统的先天性异常[7]。

7.3　分类

美国生育协会（AFS）1988 年建立的苗勒管异常的分类标准是被最广泛接受的分类系统（表 7-1）[8]。尽管该系统是基于 Buttram 和 Gibbons 的分类，结合了临床表现和发育异常程度[9]，但无法对阴道、宫颈、输卵管和泌尿系统的组合畸形进行分类。

表 7-1　苗勒管畸形 AFS 分类[8]

I	发育不全 （a）阴道 （b）子宫颈 （c）子宫底部 （d）输卵管 （e）联合	III	双子宫
		IV	双角子宫 （a）部分性 （b）完全型
II	单角子宫 （a）相互连接 （b）不连接 （c）无宫腔 （d）无宫角	V	纵隔子宫 （a）部分性 （b）完全性
		VI	弓形子宫
		VII	己烯雌酚类药物相关性

该系统侧重于垂直融合异常，未涵盖组合畸形，具体的分类系统在这章将不再详述。

7.4　症状和体征

　　子宫畸形的临床表现包括痛经、月经异常(闭经、月经过少)、阴道积血、复发性流产、先露异常和早产。但患者获得临床妊娠的能力并未受显著影响。

　　临床检查可能发现阴道纵隔、双宫颈、偏离中线的子宫或宫体宽,这些均提示异常可能,确诊仍需进一步检查。

7.5　苗勒管异常和妊娠结局

　　不同类型的先天性子宫畸形可对妊娠结局产生不同的影响[10]。单角子宫和双子宫通常对妊娠结局影响相似[10-12]。双角子宫和纵隔子宫中未完全吸收的隔膜通常是导致不良结局的病因[11-14]。有报道称纵隔子宫患者流产发生率为67%,早产率为33%,活产率仅为28%[11]。

　　目前纵隔子宫对妊娠结局产生的不良影响有多种可能机制,缩小的宫腔体积和宫颈机能不全是最可能的病因[13,15]。纵隔包含纤维性组织,血管化不全且和子宫肌层及内膜血管关系多变,这些均可对胎儿及胎盘形成产生不良影响[12,14,16]。Dabirashrafi 等的对照研究发现纵隔包含较少的结缔组织、较多的肌肉组织和血管,他们认为蜕膜化不全和胎盘形成障碍是导致妊娠丢失的原因,结缔组织的减少和肌肉组织的增多是导致不协调性子宫收缩的原因[15]。

7.6　诊断

　　苗勒管异常的明确诊断需要对子宫内部及外部轮廓进行描述。目前可用于诊断子宫畸形的多种方法各有优缺点。二维超声和子宫输卵管造影是常用的一线筛查工具。

7.6.1　超声

　　超声(USG)可用于检查肾脏、宫腔积血及阴道积血,对原发不孕女性行卵巢评估及诊断纵隔子宫和子宫发育不全,同时可提供有关子宫内部及外部轮廓的信息。在月经周期的分泌期,能够看到更强的内膜回声。三维超声能够将子宫腔、肌层及外部轮廓显示在一个单独图像中,如冠状切面。因此,超声是一种无创的、可重复的、可靠的区分纵隔子宫和双角子宫的检查方法[16-18](图7-1)。

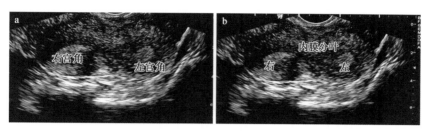

图7-1　双角子宫的超声图像(a,b)

(Courtesy Dr. Monika Kansal)

7.6.2　子宫输卵管造影

子宫输卵管造影(HSG)是一种评价宫腔形态及诊断子宫畸形的经济有效的方法,由于成本较低,目前被广泛应用。子宫输卵管造影可同时提供输卵管通畅度的信息,但不能提供子宫外部轮廓的信息,需联合其他的方法来明确诊断(图7-2和图7-3)。

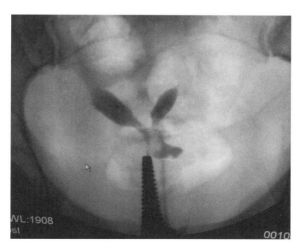

图7-2　双角子宫的 HSG 图像

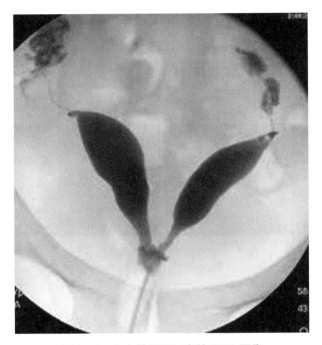

图 7-3 完全性纵隔子宫的 HSG 图像

7.6.3 磁共振成像

磁共振成像(MRI)能够提供子宫内部和外部轮廓的详尽信息且避免电离辐射,可准确测量双侧宫角间距(>4 cm 提示双角子宫/双子宫,<2 cm 提示纵隔子宫,2~4 cm 提示不确定型)。MRI 在能分辨双角子宫和纵隔子宫的肌性和纤维性隔膜的同时准确测量隔膜长度[19],因此可有效检查子宫角部及测量子宫内膜线。

7.6.4 宫腔镜和腹腔镜检查

宫腔镜可以对宫腔和输卵管开口进行直观检查,对 HSG 怀疑有子宫异常的病例进行明确诊断[20-22]。但宫腔镜不能提供子宫浆膜层信息,因此不能很好区别子宫畸形的类型。所以,对 HSG 怀疑有隔膜样结构的患者需要宫腹腔镜联合手术明确诊断是否为双角子宫或纵隔子宫。

目前,虽然检查技术在不断更新,宫腹腔镜联合手术依然是评价先天性子宫畸形的金标准[20-23]。宫腹腔镜联合手术在明确诊断的同时可以进行治疗,比如子宫纵隔的切除术和其他提高生育力的手术。

目前,宫腔镜的缺点是侵入性,随着技术的改进,可利用更小口径的内窥镜、内置摄像系统和光源系统,局麻下在门诊手术室即可操作。其严重并发症,如空气栓塞或子宫穿孔鲜少发生[24]。

7.7 治疗

大多数苗勒管异常是在不孕检查、妊娠或分娩时偶然发现的。

最常见的子宫畸形是纵隔子宫,仅对复发性流产者需要手术干预。恢复正常宫腔结构和生育力保存是手术治疗的目的。对不孕症患者是否进行纵隔切除仍存在争议。

7.8 宫腔镜在苗勒管异常的应用

根据苗勒管融合异常的程度,可分为弓形、不完全和完全纵隔子宫。

7.8.1 弓形子宫

弓形子宫(鞍状子宫)是宫底部中间肌层凹陷且宫壁略向宫腔突出,也有人以宫底向宫腔突出且双侧内膜夹角大于90°来定义。弓形子宫和纵隔子宫的区分并不明确。弓形子宫通常被认为是子宫形状的正常变异,大多数患者不需要手术治疗。

对怀疑弓形子宫导致反复妊娠丢失的患者,可考虑行宫腔镜下切除术,但目前并无定论(图7-4)。

7.8.2 纵隔子宫

纵隔子宫是唯一一种宫腔镜下具有明确诊断和治疗意义的苗勒

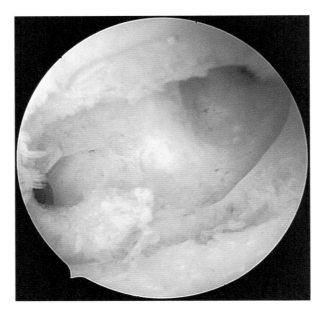

图7-4 弓形子宫

管异常。对反复流产者,宫腔镜可作为一种治疗手段以改善生育力[25],但对于不明原因的原发不孕者行预防性宫腔镜下纵隔切除术仍存在争议[14,26]。

传统的 Jones 或 Tompkins 经腹子宫成形术,已被术后复发率低的宫腔镜下子宫纵隔切除术代替。

手术时机:最好的手术时机为月经干净后或早卵泡期,此时期的子宫内膜较薄且血管较少,作为术中标志的输卵管口在此时期清晰可见。

术前评估:纵隔切除术的适应人群为具有不良孕产史的患者,仅仅表现为纵隔子宫而无相关病史者手术治疗意义不明确[27]。理想适应人群为反复自然流产、中孕期单胎妊娠丢失或有早产史的患者[28,29]。一些学者在术前应用促性腺激素释放激素激动剂使子宫内膜变薄,但对改善手术结局并无明确意义。

器械:30°宫腔镜,直径4 mm(最常见),直径2.9 mm(推荐门诊操作使用)(图7-5和图7-6)。

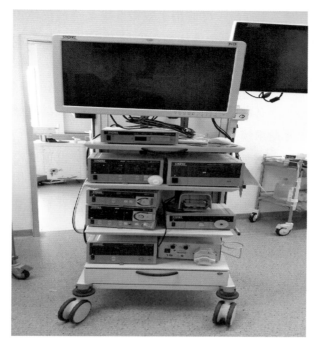

图 7 - 5　具有氙气冷光源的内窥镜摄像系统,含流入
　　　　　及流出管道的冲洗吸引系统,水下高频电外
　　　　　科手术器械

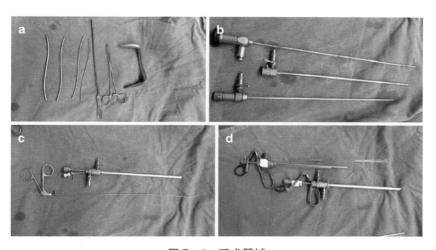

图 7 - 6　手术器械
（a）小型妇科器械;（b）诊断性外鞘;（c）手术性外鞘和半硬性剪刀;（d）宫腔电切镜,
作用电极,电切刀(Collin 刀)

膨宫介质：生理盐水可应用于双极电极系统或仅使用宫腔镜鞘和手术剪的手术,可以避免液体超负荷的发生,甘氨酸溶液可应用于单极电极系统。

手术步骤：首先宫腔镜检查有无纵隔,评估纵隔的部位、长度和宽度。初始检查有助于选择下一步治疗所需的合适的器械及膨宫介质。虽然推荐阴道镜下使用最细型号管鞘,但必要时应行宫颈扩张。暴力进入宫颈会增加穿孔和假道形成的风险,应以顶端涂有润滑剂的宫颈扩张器逐号缓慢扩张宫颈,以避免此类并发症发生。

若子宫纵隔的隔板末端达到宫颈内口,可能有不完全性或部分性宫颈及阴道纵隔。

宫腔镜和腹腔镜联合手术是确诊双角子宫最有效的手段。随着技术进步,可以通过术前进行磁共振检查或三维超声扫描来明确纵隔子宫的诊断。因此,目前腹腔镜不是诊断必需的,只是为了确诊双角子宫。

较窄的纵隔(隔板基底部宽度<3 cm)可以通过微型剪插入手术外鞘或 Collin 刀插入宫腔电切镜来切除。从最接近的地方或隔板尖端开始沿中线切割,当接近基底部时,隔板常常增宽,应左右对等进行分次切割将其变窄(图 7-7~图 7-9)。

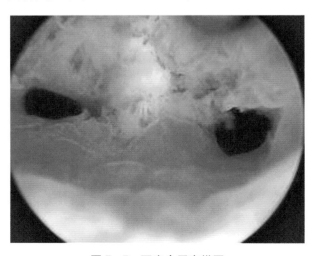

图 7-7　不完全子宫纵隔

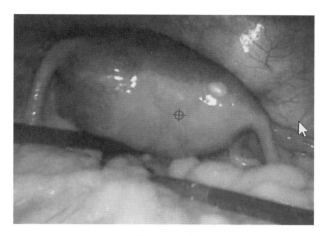

图 7-8 纵隔子宫的宽宫底部

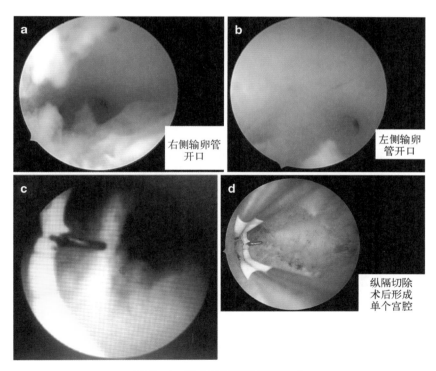

图 7-9 完全性子宫纵隔切除术

较宽的纵隔(隔板基底部宽度≥3 cm)应从纵隔尖端开始,微型剪优先沿一侧纵隔边缘进行切割,直至距离正常肌层连接处 0.5 cm,对侧纵隔边缘同样方法进行切割。

在操作时应左右对等分次切割,直至导致 V 型宫腔的纵隔被修整成位于双侧输卵管口之间短且平的痕迹,切至纵隔基底部时,应用针状电极从一侧输卵管开口到对侧输卵管开口水平修整宫底。

因为术者通常在切开过程中有后置倾向,所以观察和保持宫腔前后壁的对称非常重要。间歇性撤退宫腔镜以调整其方向是避免发生子宫穿孔的关键步骤。

如果是两个宫颈管,应将 Foley 球囊管插入一侧宫颈内口以免膨宫液体漏出。由对侧宫颈内口水平向 Foley 导管方向切割纵隔直至看到 Foley 管,切通宫腔后继续按照常规方法进行手术。宫腔纵隔切除后是否切除宫颈内纵隔尚无一致性意见,有学者认为最好保留宫颈内纵隔以避免宫颈机能不全[30,31],也有学者 Donnez 和 Nisolle 不支持这个假说[32],对于这一观点,目前尚无定论。

纵隔切除时识别是否切割至宫底非常困难。由于纵隔较肌层供血差,可持续切割直至看到出血量明显增加,但以出血量进行判断在应用促凝器械时并不奏效。

若同时行腹腔镜监视,把腹腔镜光线调暗,腹腔镜术者可通过观察子宫肌壁内宫腔镜的透光度判断宫腔镜切割是否已接近宫底浆膜层。

当手术完成时,术者应能够看到子宫基底部,可在两侧输卵管之间进行检查,宫腔形态应基本恢复正常。

7.9 并发症

7.9.1 子宫穿孔

宫腔镜术中的重要标志为宫颈内口和两个输卵管开口,在操作过程中通过间歇性撤回宫腔镜至宫颈内口上方以调整合适方向并查看整个宫腔有助于预防穿孔。

操作时应避免切割过深,尽量不要到达肌层,宁可纵隔未切完全也不可过度切割,留下不超过 1 cm 的残留痕迹可以视为手术完成。

7.9.2 液体超负荷

防止液体超负荷的总原则为缩短手术时间,保持灌流液的进出平衡及灌流装置保持足够的压力。尽管生理盐水比甘氨酸相对安全,但仍应该避免过量吸收任何一种液体。

7.9.3 纵隔残留

残留纵隔是指术后持续存在的部分纵隔。Fedele L 研究发现术后残留纵隔的发生率可达到 44.1%,目前认为残留纵隔<1 cm 对生育力并无不利影响,如无特殊,无须进行二次手术[33]。

7.10 术后护理

宫腔镜下纵隔切除术后一般不需要进一步治疗。宫内节育器、Foley 球囊、大剂量雌激素及抗生素都不是必需的[6]。宫腔粘连的发生率较低,常由术后感染引起。宫腔镜下子宫成形术后 2 个月内,内源性雌激素足够促进内膜增生[7]。Dabirashrafi 等开展的随机研究发现,宫腔镜下子宫成形术后使用雌激素治疗没有明显益处[33]。尽管如此,很多术者仍然倾向术后给予结合雌激素片,每天 1.25 mg 应用 25 天,并在第 21~25 天每天加入黄体酮 10 mg,以此进行人工周期促进内膜修复。

术后 2 个月行子宫输卵管造影评估手术是否成功。通常超过 90% 的纵隔在手术过程中被切除,很少情况下需要再次在日间手术室进行纵隔修整[6,34]。宫腔镜复查发现残留纵隔长度>1 cm 是再次进行纵隔整形的指征[35]。若手术成功完成,术后 2 个月即可备孕。

7.11 结局

目前关于宫腔镜下子宫纵隔切除术对妊娠结局的影响并无太多

的随机对照试验。有研究报道 115 名行宫腔镜下纵隔切除术女性的自然流产率从 86% 下降到 12%[36]，另一项研究发现术后分娩率达到 86%[37]。

7.12　宫腔镜在其他子宫畸形的应用

大多苗勒管异常可通过影像学检查发现。有时在宫腹腔镜手术时可意外发现苗勒管异常，手术可对宫腔大小进行评估。双子宫和双角子宫虽然宫腔体积稍小，但并不需要手术干预。

单角子宫是一种少见的子宫畸形，是由于一侧副中肾管发育不全而致，发生率为 1/100 000。单角子宫可能伴随或不伴随残角子宫，大多数残角子宫是不相通的，仅有纤维带相连。残角子宫的内膜可有功能或无功能。罕见情况下宫外孕可能发生在不相通的残角子宫，可能是精子在腹膜间移动或受精卵进入对侧输卵管所致。和输卵管异位妊娠常在早孕期破裂不同，大约 90% 的残角子宫妊娠常在中孕期破裂。这是由于子宫肌层的支持和孕囊及周围组织增长程度受限造成的。有功能的残角子宫可能发展为子宫内膜异位症从而导致严重的痛经。对残角子宫可进行手术切除（图 7 - 10 和图 7 - 11）。

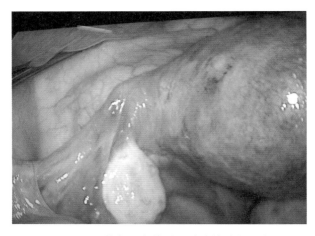

图 7 - 10　单角子宫伴随无功能的残角子宫

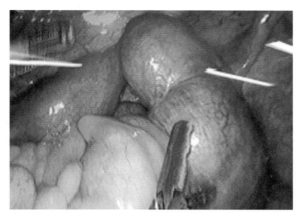

图 7-11　单角子宫和一个不相通但有功能的积血残角子宫

另有一项小型研究报道通过电灼制造单角子宫和残角子宫的通道,然后,在宫腔镜下引流有功能但不相通的残角子宫内积血,经过 1 个月的随访,部分患者症状有所缓解。但这些治疗手段在大规模应用之前需要进一步地深入探索。

结　论

苗勒管异常有多种类型,包括各种女性生殖道发育异常。准确诊断是决定是否手术干预的关键。治疗策略取决于症状和畸形的种类。最终的治疗目的是得到解剖和生理上正常的生殖道,以维持健康的性生活和达到理想的妊娠结局。

腹腔镜联合宫腔镜下子宫纵隔切除术是有症状纵隔子宫的治疗选择。与开腹手术不同,这是一种在门诊手术室实施即可得到正常或接近正常子宫的安全有效的方法,恢复迅速,宫腔粘连风险小。宫腔镜下子宫成形术在术后能够迅速备孕,且孕期子宫破裂的风险较开腹手术明显降低,经阴道分娩是可行的,降低了剖宫产率。

(李妍　张少娣　译　张翠莲　校)

参考文献

[1] Steinmetz GP. Formation of artifcial vagina. West J Surg. 1940；48：

169 - 163.

[2] Zhu L, Wong F, Lang JH. Minimally invasive surgery and map for female genital abnormalities, vol. 150. Beijing: People's Medical Publishing House; 2010.

[3] Cao ZY. Chinese J Obstet Gynecol. (clinical edition) Beijing: People's Medical PublishingHouse. 2010; 374.

[4] Braun P, Grau FV, Pons RM, et al. Is hysterosalpingography able to diagnose all uterinemalformations correctly? A retrospective study. Eur J Radiol. 2005; 53: 274 - 279.

[5] Hannema SE, Hughes IA. Regulation of Wolffan duct development. Horm Res.2007; 67: 142 - 151.

[6] Acien P, Acien M, Sanchez-Ferrer M. Complex malformations of the female genital tract. Newtypes and revision of classifcation. Hum Reprod. 2004; 19: 2377 - 2384.

[7] Oppelt P, von Have M, Paulsen M, et al. Female genital malformations and their associated abnormalities. Fertil Steril.2007; 87: 335 - 342.

[8] The American Fertility Society classifcations of adnexal adhesions, distal tubal occlusion, tubal occlusion secondary to tubal ligation, tubal pregnancies, müllerian anomalies and intrauterine adhesions. Fertil Steril. 1988; 49 (6): 944 - 955.

[9] Buttram VC Jr, Gibbons WE. Müllerian anomalies: a proposed classifcation. (An analysis of144 cases). Fertil Steril. 1979; 32(1): 40 - 46.

[10] Moutos MD, Damewood DM, Schlaff DW, Rock AJ. A comparison of the reproductive outcome between women with a unicornuate uterus and women with a didelphic uterus. FertilSteril. 1983; 58: 88 - 93.

[11] Buttram CV. Mullerian anomalies and their management. Fertil Steril. 1983; 40: 159 - 163.

[12] Marcus S, Al-Shawaf T, Brinsden P. The obstetric outcome of in vitro fertilization and embryotransfer in women with congenital uterine malformation. Am J Obstet Gynecol. 1996; 175: 85 - 89.

[13] Fedele L, Bianchi S. Hysteroscopic metroplasty for septate uterus. Obstet Gynecol Clin NorthAm. 1995; 22: 473 - 489.

[14] Fedele L, Dorta M, Brioschi D, et al. Pregnancies in septate uteri: outcome in relation to siteof uterine implantation as determined by sonography. Am J Roentgenol. 1989; 152: 781 - 784.

[15] Dabirashraf H, Bahadori M, Mohammad K, et al. Septate uterus: new idea on the histologicfeatures of the septum in this abnormal uterus. Am J Obstet Gynecol. 1995; 172: 105 - 107.

[16] Wu MH, Hsu CC, Huang KE. Detection of congenital müllerian duct

anomalies using threedimensional ultrasound. J Clin Ultrasound. 1997;
25: 487.

[17] Jurkovic D, Geipel A, Gruboeck K, et al. Three-dimensional ultrasound for
the assessment ofuterine anatomy and detection of congenital anomalies: a
comparison with hysterosalpingography and two-dimensional sonography.
Ultrasound Obstet Gynecol. 1995; 5: 233.

[18] Bermejo C, Martínez Ten P, Cantarero R, et al. Three-dimensional
ultrasound in the diagnosisof Müllerian duct anomalies and concordance with
magnetic resonance imaging. UltrasoundObstet Gynecol. 2010; 35: 593.

[19] Leung JW, Hricak H. Role of magnetic resonance imaging in the evaluation of
gynecologic disease. In: Callen PW, editor. Ultrasonography in obstetrics and
gynecology. 4th ed.Philadelphia, PA: WB Saunders; 2000. p. 940.

[20] Soares SR, Barbosa dos Reis MM, Camargos AF. Diagnostic accuracy of
sonohysterography, transvaginal sonography, and hysterosalpingography in
patients with uterine cavity diseases.Fertil Steril. 2000; 73: 406.

[21] Homer HA, Li TC, Cooke ID. The septate uterus: a review of management
and reproductiveoutcome. Fertil Steril. 2000; 73: 1 - 14.

[22] Taylor E, Gomel V. The uterus and fertility. Fertil Steril. 2008; 89: 1 - 16.

[23] Pellerito JS, McCarthy SM, Doyle MB, et al. Diagnosis of uterine
anomalies: relative accuracy of MR imaging, endovaginal sonography, and
hysterosalpingography. Radiology.1992; 183: 795.

[24] Kupesic S. Clinical implications of sonographic detection of uterine anomalies
for reproductive outcome. Ultrasound Obstet Gynecol. 2001; 18: 387 - 400.

[25] March MC, Israel R. Hysteroscopic management of recurrent abortion caused
by septateuterus. Am J Obstet Gynecol. 1987; 156: 834 - 842.

[26] Rock A, Schlaff DW. The obstetric consequences of uterovaginal anomalies.
Fertil Steril.1985; 43: 681 - 691.

[27] Heinonen PK, Saarikoski S, Pystynen P. Reproductive performance of women
with uterineanomalies. An evaluation of 182 cases. Acta Obstet Gynecol
Scand. 1982; 61(2): 157 - 162.

[28] Simon C, Martinez L, Pardo F, et al. Mullerian defects in women with
normal reproductiveoutcome. Fertil Steril. 1991; 56(6): 1192 - 1193.

[29] Fischetti SG, Politi G, Lomeo E, et al. Magnetic resonance in the evaluation
of Mullerianduct anomalies. Radiol Med (Torino). 1995; 89(1 - 2): 105 - 111.

[30] Daly CD, Maier D, Soto-Albors C. Hysteroscopic metroplasty: six years
experience. ObstetGynecol. 1989; 73: 201 - 205.

[31] Römer T, Lober R. Hysteroscopic correction of a complete septate uterus
using a balloontechnique. Hum Reprod. 1997; 12: 478 - 479.

[32] Donnez J, Nisolle M. Endoscopic laser treatment of uterine malformations.

Hum Reprod.1997；12(7)：1381.

［33］Fedele L，Bianchi S，Marchini M，et al. Residual uterine septumof less than 1 cm after hysteroscopic metroplasty does not impair reproductive outcome. HumReprod. 1996；11(4)：727－729.

［34］Dabirashraf H，Mohammad K，Moghadami-Tabrizi N，et al. Moghadami-TabriziM. Is estrogen necessary after hysteroscopic incision of the uterine septum? J Am AssocGynecol Laparosc. 1996；3(4)：623－625.

［35］Barakat AJ. Association of unilateral renal agenesis and genital anomalies. Case Rep ClinPract Rev. 2002；3：57－60.

［36］Valle RF，Sciarra JJ. Hysteroscopic treatment of the septate uterus. Obstet Gynecol.1986；67(2)：253－257.

［37］De Cherney AH，Russell JB，Graebe RA，et al. Resectoscopic management of mullerianfusion defects. Fertil Steril. 1986；45(5)：726－728.

Asherman 综合征与宫腔镜　8

8.1　概述

1948 年,以色列内科医生 John G. Asherman 清楚地描述了 Asherman 综合征,并以此命名[1]。Asherman 综合征是由宫腔粘连引起的宫腔部分闭塞或完全闭塞,最终可导致以下任何一种或多种情况:① 月经减少或闭经;② 不孕;③ 流产;④ 产科妊娠并发症,如胎盘植入和早产。

8.2　Asherman 综合征

Asherman 综合征流行病学资料因人口统计学资料和检测方法不同而不同。对于有流产史的女性,宫腔粘连的发生率为 6%~31%[2,3]。随着刮宫次数的增加,宫腔粘连的发生率分别为 16%、14%、31%(1 次、2 次、3 次刮宫)。宫腔粘连的严重程度(薄/厚)和粘连程度(宫腔堵塞的百分比)随侵入性操作次数增加而加重。稽留流产(31%)刮宫术后宫腔粘连的发生率高于不全流产(6%)。研究发现,选择行宫腔镜检查或子宫输卵管造影检查的不孕女性为 1.5%~22%[4-10]。影响选择的因素可能包括对临床疾病认识、诊断标准的不同,某些地区生殖道感染及产后败血症的流行及不同的保险政策[11,12]。

一般程度的宫腔粘连可能没有临床症状,因此无法统计 Asherman 综合征的实际发生率。同时,我们只对存在月经异常、不孕、妊娠丢失或胎盘异常等症状者定义为 Asherman 综合征。无症状的宫腔粘连不能定义为 Asherman 综合征[11,12]。

8.3　病因学

　　Asherman 综合征的首要病因是孕期的宫腔操作,例如说稽留流产的刮宫术(发展为宫腔粘连的风险为 14%～31%)[2,3,13,14],产后刮宫术(25%),诊断性刮宫(1.6%),黏膜下肌瘤切除术(31%～45%),隔膜切除术(6.7%),剖宫产(2%～2.8%)[17,18],腹腔肌瘤切除术后切口或错位的缝线(1.3%)[17],生殖感染如生殖结核(不孕女性宫腔镜检查中占 17.5%)[19]、非特异性子宫内膜炎(35.4%行宫腔镜粘连分离术)[20]或腔内照射等。

　　Conforti 等的研究发现,36 例行妇女开腹子宫肿瘤切除术术后 3个月宫腔镜检查宫腔粘连的比例为 50%。粘连风险随肌瘤切除个数的增加而增加,但其严重程度和发生率与术中是否打开宫腔无关[21]。

8.4　病理学

　　Asherman 综合征发生是由于创伤或者炎性子宫内膜纤维化修复导致的。子宫内膜的基底层是功能再生层,创伤或炎症可导致该层再生能力下降,内膜的纤维修复是该病变的特点。

　　纤维化可导致宫腔粘连和子宫内膜瘢痕化的发生。宫腔粘连是子宫前后壁纤维粘连带而形成,可导致不同程度的宫腔闭塞。子宫内膜瘢痕化是纤维化形成的结果,表现为子宫壁低血管化的内膜,宫腔容积无明显异常。由于对子宫内膜的形态评估存在主观性,子宫内膜瘢痕化最好是结合宫腔镜下内膜形态检查和可疑纤维组织活检结果共同判断[12]。大多数情况下宫腔粘连和内膜瘢痕化同时存在。

　　大体上,粘连带可以是薄或厚,或者同时存在。薄粘连带很容易在宫腔镜下分离,厚粘连带不能简单用宫腔镜分离,需要尖锐或能量器械进行分离。宫腔粘连带可以是独立的或多个的,也可以弥散布满整个宫腔。宫腔粘连可部分或完全堵塞宫腔,根据位置不同分为中央型粘连、边缘型粘连、宫角粘连及宫颈管粘连。粘连带位于宫颈口并且宫腔上段正常者,常表现为不同程度的痛经。

组织学上可观察到内膜组织基质被纤维组织或钙化沉积取代。子宫内膜的功能层与基底层界限消失,内膜整体表现为对激素无反应、单层、缺乏腺体、不活跃的立方柱状上皮,以薄壁扩张的血管居多,但大多数情况下组织是无血管的。纤维化可侵入不同深度的子宫肌层。

其他组织病理表现包括坏死性肉芽肿、干酪样肉芽肿及其他病因导致的异物肉芽肿等。

8.5 分型

大多数分型系统是根据宫腔镜下粘连的性质、宫腔镜或 HSG 下宫腔容积大小进行疾病的分期。March 等[22]最先根据宫腔镜下宫腔大小进行分型:① 轻度粘连,宫腔堵塞小于 1/4;② 中度粘连,宫腔堵塞 1/4~3/4;③ 重度粘连,宫腔堵塞大于 3/4。1983 年 Hamou 等[23]根据粘连的位置分为峡部、宫角、中央或边缘型粘连。1988 年 Valle 和 Sciarra[24]给出了另外一种分型,其综合考虑了宫腔堵塞的程度和粘连的病理类型,例如内膜组织、肌纤维组织或者结缔组织。尽管这些分型系统可以客观准确的评判疾病的严重程度,但是预测生殖结局还是存在疑问的。

1988 年美国生殖学会研究了综合宫腔镜、输卵管造影结果及月经史的一种相对比较客观的评分系统[25](表 8-1)。基于此标准分为 3 期,1 期 1~4 分;2 期 5~9 分;3 期>9 分。这个评分系统虽然可以很好地预测 Asherman 综合征,但并未在全世界范围内广泛应用。

表 8-1 宫腔粘连的 AFS 分类(1988)[25]

特　　点	程　　　度		
宫腔粘连程度	<1/3	1/3~2/3	>2/3
评分	1	2	4
粘连类型	薄	薄或厚	厚
评分	1	薄或厚	4
月经周期	正常	月经减少	闭经
评分	0	2	4

预测分型

Ⅰ期：（轻度）1~4

Ⅱ期：（中度）5~8

Ⅲ期：（重度）>9

8.6 临床症状

Asherman 综合征最常见的临床症状是月经异常如月经周期缩短、月经过少、继发性闭经、痛经等，这些情况占宫腔粘连的 70%。目前最可能的原因是功能性内膜的缺失和剩余内膜对激素无反应。激素替代治疗无效。

宫腔粘连导致的输卵管开口或宫颈管阻塞为不孕症的原因之一；另外，功能性内膜的缺失也是不孕因素之一。如果胚胎种植在功能正常的内膜面也可临床妊娠，但是子宫瘢痕化血供减少后会导致妊娠丢失率增加[26]。

Asherman 综合征的其他妊娠并发症包括输卵管或宫颈管异位妊娠、胎盘功能缺陷导致的胎儿宫内生长受限、胎盘植入、产前产后出血及宫腔容积受限导致的早产等（表 8-2）。

表 8-2　Asherman 综合征临床症状发生率[14]

临床特征	发生率（%）	临床特征	发生率（%）
月经过少	31	妊娠丢失	40
闭　经	37	胎盘植入	13
痛　经	3.5	早　产	23
不　孕	43	宫外孕	12

8.7 宫腔粘连的诊断

宫腔粘连的诊断方法可分为下列两类：① 需要经过宫颈管：子宫输卵管造影（HSG）、超声引导下输卵管造影（SSG）和宫腔镜；② 不需要通过宫颈管：阴道超声、MRI。一般来说经过宫颈管的操作是有创的,但是诊断准确性更高。如果存在宫腔堵塞,则必须采取别的方法进行诊断。

8.7.1 HSG

子宫输卵管造影是一种简单的筛查宫腔粘连的方法,常表现为充盈缺损,有时伴随明显的宫腔堵塞(图 8 – 1 和图 8 – 2)。宫腔镜同时可提供关于输卵管开口、走行、轮廓的重要信息。但是 HSG 有很多

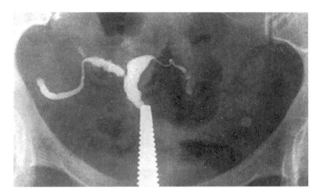

图 8 – 1　HSG 下右侧宫腔边缘和基底层粘连伴双侧输卵管梗阻
(Courtesy:Dr. K KSaxena, Department of Radiology, Sir Ganga Ram Hospital, New Delhi)

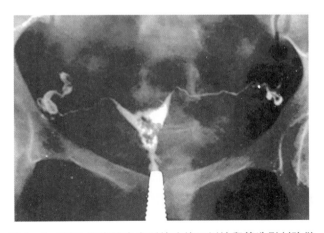

图 8 – 2　HSG 下宫腔中央型粘连伴双侧输卵管造影剂弥散
(Courtesy:Dr. K KSaxena, Department of Radiology, Sir Ganga Ram Hospital, New Delhi)

局限性。首先,小的粘连不能在 HSG 持续异常显影,因此对于较小的粘连灶敏感性较差。另外子宫内大量造影剂可以掩盖坚固的宫腔粘连的影像,可能检测不出子宫内膜纤维化。其次,因为气泡、黏液、碎片都跟充盈缺损类似,因此 HSG 有较高的假阳性率(50%)[27]。另外,套管位置放置不适引起的内渗会被误判为子宫内膜炎。再者,它不能明确宫腔粘连的性质,不能对其进行预后评分。

8.7.2　超声

超声诊断子宫内膜粘连的敏感性和特异性均较低(分别为 52%和 11%)[28,29]。重度宫腔粘连的超声表现为子宫内膜回声不均、内膜厚薄不均或者内膜连续性中断等。此外,有时子宫内膜可能会有一个或多个无回声区,提示经血潴留。在宫腔下段堵塞无法进行 HSG时,可以用超声来评估上段宫腔,检查结果具有评估预后意义。Asherman 综合征治疗后月经中期进行阴道超声检查内膜厚度、形态、血管分布以评估子宫内膜的功能,这是其他检查方式所不及的。

三维超声检查与 3D 宫腔超声造影在检查宫腔粘连方面有更好的敏感性(85%)和特异性(45%)[28]。

8.7.3　超声下宫腔造影

超声下宫腔造影(TVS)是在 8 号 Foley's 管内注射等渗生理盐水后进行,在扩张的宫腔下检查是否有病变。TVS 被认为是检查宫腔粘连最简单、经济、有效、操作性强且创伤性小的方法,对宫腔粘连的诊断价值与 HSG 相似。在充满液体的宫腔前后壁之间出现回声区提示可疑宫腔粘连。一项总结了 1950 年至 2014 年 7 月相关研究的系统综述发现,和作为诊断金标准的宫腔镜相比,TVS 敏感性能达到82%,特异性能达到 99%[30]。

8.7.4　宫腔镜检查

相对于其他评估手段来说,宫腔镜检查是诊断宫腔粘连的金标准,同时可用来明确粘连的性质和程度。轻型粘连的内膜跟周围内膜组织类似,而肌性或纤维状粘连看起来较厚且呈白色。纤维化的子宫内膜看起来像苍白的补丁。粘连带是否有血管取决于是肌性的还是纤维化的。根据粘连的位置可分为中央型粘连(粘连位于宫腔内,粘连带与宫腔侧壁有空隙)与边缘型粘连(粘连与宫角或者宫颈峡部无空隙)[31]。

宫腔镜相较于其他非侵入性检查的唯一缺点为颈管或重度宫腔堵塞时,宫腔上段的评估将会比较困难,尤其是对于初学者。

8.7.5 MRI

MRI 可作为因宫颈因素无法行 HSG、SSG 和宫腔镜检查时的选择[32]。MRI 可对宫腔情况及残留的功能性内膜进行评估,据此判断能否进行宫腔镜操作。MRI 中宫腔粘连部分与周围组织相比表现为低信号(表 8 - 3)[33]。

表 8 - 3　宫腔粘连诊断方法比较

	敏感性	特异性/PPV	优　点	缺　点	参考文献
宫腔镜	100	100	及时发现病变并进行处理	技术要求高,有创,昂贵	
HSG	75%～79%	50%～60%	简单,安全,微创,便宜,评估输卵管通畅	小的粘连易漏诊,气泡和息肉可导致假阴性	Soares et al.[27],Raziel et al.[103]
TVS	52%	0%～11%	评估功能性内膜、子宫肌层、附件情况	敏感性、特异性差	Soares et al.[27],Salle et al.[29] Sylvestre et al.[28]
SSG	75%～82%	42.5%～99%	评估功能性内膜、子宫肌层、附件情况	与 HSG 有相同的敏感性、特异性	Soares et al.[27],Seshadri et al.[30]
3D 超声	87%与3D - SSG相比	45%与3D - SS相比	评估功能性内膜、子宫肌层、附件情况	并不是普遍适用,昂贵	Sylvestre et al.[28]
MRI	NA	NA	无法行宫腔镜时评估残存子宫内膜	昂贵	Letterie et al.[32]

8.8 Asherman 综合征的治疗

Asherman 综合征的治疗十分复杂,主要包括期待治疗、药物治疗及外科手术治疗等多种治疗方式。

8.8.1 期待治疗

期待治疗是指在一段时间内随访病例,观察部分或全部症状是否得到缓解。1982 年 Schenker 和 Margalioth 描述了 23 名闭经的女性中,有 18 名在确诊后 7 年时间内没有经过任何干预便恢复了月经[17]。在同一篇综述中他们偶然发现 292 名诊断为 Asherman 综合征和不孕的女性,其中 133 名(45.5%)在 1~7 年的随访时间内自然怀孕。虽然并不清楚这部分怀孕或者恢复月经功能的女性 Asherman 综合征的严重程度,但在一段时间内症状较轻者确实有自然受孕的可能。

8.8.2 传统治疗

Asherman 综合征的传统治疗方法是指扩张宫颈以破坏宫颈管粘连[1]或者刮宫以清除宫腔粘连[34],同时放置节育器或 Foley's 管,给予口服雌激素治疗[35,36]。其他治疗方法包括子宫切开术后清除宫腔粘连或者更彻底的治疗方法——对闭经和痛经者行子宫切除术[35]。但是这些治疗方法盲目性及侵入性太强,导致子宫穿孔等并发症风险比较高,另外没有考虑到生育力的保存。

8.8.3 宫腔镜下宫腔粘连分离术(图 8-3)

现在宫腔粘连的治疗多选择在宫腔镜直视下行粘连分解术,而不再需要传统的开腹手术。治疗的主要原则包括:① 恢复宫腔正常形态,② 采取措施防止复发,包括防止分离面的再粘连和早期再上皮化;③ 功能子宫内膜的发育。

Levine 和 Neuwirth 在 1973 年首次描述了宫腹腔镜联合下分离

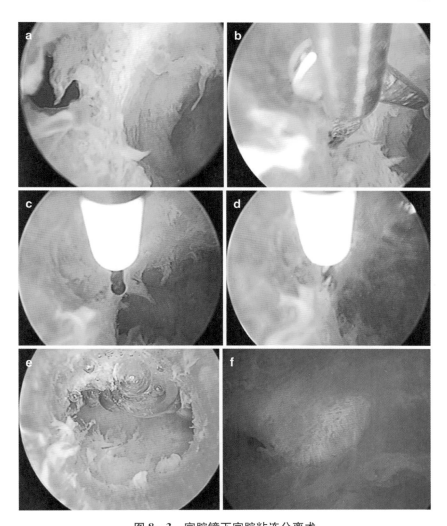

图 8 - 3　宫腔镜下宫腔粘连分离术

（a）中央型粘连；（b）剪刀分离粘连；（c）双极电极溶解边缘粘连；（d）双极电极溶解边
缘粘连；（e）粘连分离后的右侧宫腔，前壁可见粘连分离点；（f）右侧宫底宫角粘连

宫腔粘连治疗 Asherman 综合征。随后的多项研究均证明宫腔镜下粘
连分离术优于传统方法[22,38-41]。随着技术的进步，宫腔镜下粘连松
解术在各个方面都有了很大的改进，包括光学、内窥镜的大小和灵活
性、器械和能量系统以及对完全性闭锁宫腔的操作方法等。

8.8.3.1　宫腔粘连分离的原则

宫腔镜下宫腔粘连分离术需要注意以下几点：

（1）术前告知严重粘连的患者，一次手术可能不足以恢复正常宫腔形态，有多次手术操作的可能性[42]。当观察到两个输卵管开口在同一平面时宫腔重建才可能实现，这的确需要多个手术操作步骤才能完成。有些重度 Asherman 综合征需要 10 次以上的重复操作才能恢复宫腔容积和形态[43]。

（2）在门诊行宫腔粘连分离手术有一定的局限性，尽管门诊宫腔镜手术可以获得较好的患者满意度和手术完成率[44]。因此在手术室进行全身麻醉下宫腔粘连分离术可最大限度地方便术者的操作，减少患者的不适和并发症。

（3）输卵管通畅试验必须在粘连分离前进行，否则术后开放的窦道引起的染料血管内渗会导致美兰实验假阳性。此外，染料的压力可能会使子宫薄弱区在粘连分离过程中破裂，因此必须确保染料是相对浅色的，避免子宫内膜深染和后续的可视化困难。

（4）如果是宫腔完全的堵塞，以上所述可能参考价值有限。

（5）宫腔粘连分离术是从足侧向头侧进行。首先从较薄的粘连开始，以扩大操作空间和视野，然后处理较厚的粘连，较难处理的边缘粘连和宫角粘连可放在最后分离[31]。

（6）轻度粘连可能随着膨宫液进入或在宫腔镜自身的钝力下自行分离，中重度粘连需要特殊的器械操作。

（7）当分离边缘型粘连时，可能难以避免地损伤主要血管。腹腔镜检查有助于明确解剖范围，从而预防穿孔和血管损伤。

（8）粘连复发频率与粘连部位有关，中央型粘连的复发率最低，边缘型粘连、宫角粘连及宫颈峡部粘连的复发率较高[31]。

8.8.3.2　宫腔粘连分离术的设备

宫腔粘连分离术常用器械分机械性器械如剪刀，或能量器械比如电刀、激光等。机械性设备包括 4~5 Fr 半刚性剪刀，可通过锋利面切割或活检钳的钝力分解。能量器械精确并有效，同时使用单极或双极电流或激光可对组织进行分离溶解。单极设备包括 Collin's 刀（图 8-4b）或 Bugbee 单极电极（图 8-5）[45,46]。常用的双极能量装

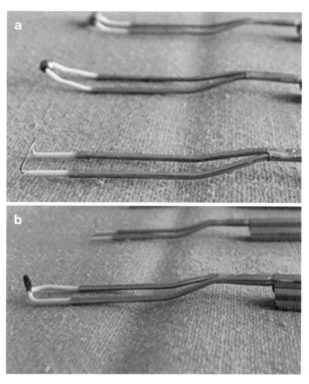

图 8-4 （a）单极电极：电切环和球形电极；
（b）单极电极：Collin 刀

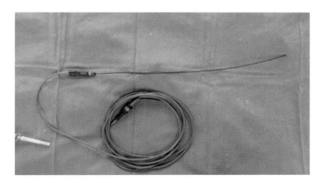

图 8-5 Bugbee 单极电极

置 Versapoint 电切系统，其在粘连分离方面的有效性和安全性[47]得到广泛肯定。双极系统使用生理盐水作为膨宫液，生理盐水的使用减小了与水中毒相关的并发症。Nd∶YAG 激光[48]、KTP 激光[49]和二极管激光[50]用于宫内粘连的效果同样很好。一般来说,与能量器械相比像剪刀和镊子这样的机械设备被认为更安全。首先,能量器械由于能量间接扩散,理论上可能破坏正常的子宫内膜;其次,在穿孔的情况下能量器械对脏器的损伤风险更大。但是能量器械更容易地分离较严重的粘连,且在分离边缘性粘连方面非常有效,而剪刀较难处理边缘性粘连。能量器械的另一个优点是在分离的同时可以止血,从而使手术视野更清晰。

手术时一定要警惕使用电凝或激光引起的并发症,可以通过降低电流、使用电极针代替电极环、避免在基底部或宫角暴力操作等方法减少并发症的发生。

8.8.3.3 重度宫腔粘连的处理方法

由于宫腔镜无法观察粘连的深度,特别是在完全或接近完全堵塞宫腔的情况下,因此粘连分离手术常常由于要防止穿孔或主要器官损伤而难以操作。因此,常采取以下几种辅助方法进行协助引导。

腹腔镜引导:该技术有助于完全或接近完全堵塞的宫腔重建及功能性内膜的恢复[51-53]。当腹腔镜下观察到子宫肌层变成半透明或疝形成时,提示子宫肌层已经极度菲薄,即将发生穿孔。即使在腹腔镜的引导下,依然无法完全避免穿孔的发生。最好的办法是早期识别和处理这种情况。

超声引导:实时经腹超声引导通过限定子宫底和子宫侧壁的界限,在减少穿孔等并发症的同时,降低再次手术的概率[54-56]。超声引导在减少子宫穿孔方面比腹腔镜更经济更有效,侵入性更小[53]。经腹和经直肠超声联合方法可用于宫颈管闭塞患者宫腔镜粘连分离操作[57]。

荧光显影引导:荧光显影引导可在宫腔镜视野盲区对子宫内膜进行显影。腰椎穿刺针与宫腔镜平行,注射造影剂帮助穿透粘连带从而勾勒出正常的子宫内膜,宫腔镜图像与显影的图像协调一致,从而进一步引导粘连分离。Thomson 等在 2007 年报告了 30 例接受此类治疗的患者,平均手术时间为 46 分钟,其中96% 为 AFS 1～3 级 Asherman 综合征,月经恢复后 56%患者成功受孕[58]。这种方法的主要局限性在于手术室需要一个图像增强器和一个放射技师,在资源缺乏的地区是不可能实现的,另一个局限性在于不必要的辐射暴露。

其他方法:文献中描述其他引导的方法包括但不限于以下:
① 腹腔镜下经宫底注射亚甲蓝染料[59],选择性子宫内膜着色,子宫肌层和纤维化组织不着色;② 子宫肌层评分法[24],用 Collin 刀在缩窄的子宫壁上制造 6~8 个约 4 mm 深的垂直切口,使子宫腔变宽促进功能性子宫内膜生长;③ 用宫颈扩张棒在完全封闭的子宫中形成两个外侧通道和一个中央纤维隔,然后在宫腔镜下切除粘连[53];④ 初次手术时放置 IUCD 以指导二次探查手术[60]。尽管研究人员报道了一系列宫腔修复、月经恢复和怀孕方面的成功案例,但尚无多中心得到临床验证,因此尚不能推荐为标准化操作。

8.9 并发症

宫腔镜粘连分离术的并发症可即时发生或延迟发生。最常见的即发并发症是膨宫液内渗和子宫穿孔、出血等,迟发性并发症包括粘连再形成和妊娠后子宫破裂等。并发症的发生率与手术的复杂度、手术时间和术者经验有关。

8.9.1 出血

尽管宫腔粘连分离术出血的绝对风险在 0.6% ~ 6%,但仍然高于其他宫腔镜操作(RR 5.5)[61,62]。一旦明确大量出血,立即用针/球电极灼烧止血(图 8 - 6),或放置 Foley's 球囊压迫止血(10 ~ 20 ml 生理盐水扩张),必要时可通过阴道行子宫动脉结扎。如果术后出血明显,静脉应用大剂量雌激素可通过上皮的增生控制出血(每隔 6 h 25 mg CEE 溶于 50 ml 生理盐水,滴注时间大于 20 min)[63]。

8.9.2 穿孔

宫腔粘连分离术相对于其他宫腔镜操作有着较高的穿孔风险(RR 7~9)。穿孔的绝对风险为 1.6% ~ 4.5%[64,65]。一部分穿孔与器械进入宫腔的过程相关,一部分是在粘连分离过程中发生的,使用电

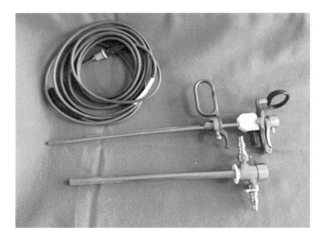

图 8 - 6　电切镜 Collin's 刀、单极针/球电极可用于粘连分离或止血等

凝器械的穿孔发生率高于剪刀。穿孔一旦确认,应行腹腔镜检查出血及腹腔损伤。如果发现异常出血,需要及时采取加压、电灼、缝合等止血。内脏损伤需进行开腹手术。

8.9.3　液体超负荷

在宫腔镜下子宫肌瘤切除术中,由于液体灌注和超负荷而引起的并发症报道较多。宫腔粘连分离术导致的液体超负荷发生率较低,但严重程度是一样的[66],处理措施见本书其他章节。

8.9.4　宫腔再次粘连风险

治疗 Asherman 综合征的主要挑战是粘连再次形成。轻度粘连再发率为 0~15%,中度粘连再发率为 16%~38%,而重度粘连再发率为 42%~80%[67,68]。在一项前瞻性研究中发现宫腔粘连的位置是粘连再形成的重要因素之一,中央型粘连再发率为 68%,边缘型再发率 87%,宫角处粘连再发率为 82%,宫颈—峡部粘连为 100%[68]。

8.9.5　子宫破裂

宫腔镜子宫成形术后妊娠子宫破裂是最严重的并发症,子宫穿孔和使用电切增加了这一风险[44]。

8.10 粘连再形成的预防

鉴于宫腔粘连术后较高的复发率,术后采取预防粘连措施尤为重要。到目前为止,常用的抗粘连治疗多是在未愈合的子宫表面形成物理屏障,或是促进剥离面早期上皮增生。对于前者,文献中提到的常用措施包括宫内节育器、Foley's 导管球囊和可生物降解的防粘连屏障。对于后者,主要采取措施包括高剂量雌激素治疗,偶尔采用羊膜移植。本章节还将介绍另一种利用连续机械破坏粘连的方法。

8.10.1 连续机械性分离粘连

Robinson 等[69]在初次手术后 2 周开始对中重度 Asherman 综合征的女性进行了一系列门诊子宫镜检查,直接使用宫腔镜分离再次形成的粘连。2 次手术后 1~3 周进行后续手术,直到病灶消失。所有手术均在门诊进行,无须全身或局部麻醉,无须宫颈扩张,平均需要 3 次手术操作,最多可达 10 次。结果发现 92%(22/24)的女性子宫内环境得到改善,30% 的女性可实现足月妊娠和分娩。这个操作的一个缺点是大多数人不愿意接受多次手术。此外,这项研究是非对照的,因此关于其对照人群的真正疗效尚无定论。

8.10.2 宫内节育器

粘连分离后放置宫内节育器(IUD)是防止粘连复发的标准治疗方法[36,70-72]。大量文献报道了粘连分离后各种类型的 IUD 的使用,包括 Lippes 环[44,69,73,74]、鸭脚环、蝴蝶环、T 型铜环及黄体酮释放装置[75]。Lippes 环因其惰性和较大的表面积而在临床较多应用。含铜和释放黄体酮环由于表面积相对较小,而且因铜可诱导过度炎症等缺陷已经逐步被淘汰[76,77]。由于缺乏普遍可用性,其他方法没有得到广泛使用。在过去 25 年中进行的小样本随机对照试验在粘连再形成方面的结果尚存争议[78,79]。一项关于宫内节育器预防纵隔成形术后粘连效果的小样本前瞻性介入研究发现,未治疗组、宫内节育器+雌激素治疗组、单纯雌激素治疗组和单纯雌激素治疗组的粘连发生率分别为 5.3%、12%、10.5% 和 0,不过这些差异都不显著[80]。在妊娠方面,各组间差异也不显著。有报道显示放置 IUD 后有 35% 的患者发生再次粘连[81]。目前还没有强有力的证据推荐粘连分离术后放置宫内节育器。

8.10.3　宫腔球囊

粘连分离术后宫腔内放置球囊有助于在子宫壁间创建一个物理屏障以防止粘连再次形成。有研究使用儿童用的 8~10 号导尿管注入 3~10 ml 生理盐水放置 5~14 天。对此争议最多的是增加了阴道来源感染的风险,过度增加球囊的压力减少了子宫壁的血流量,影响子宫内膜再生潜能,同时使患者感到明显不适。也有关于粘连分离术后放置宫内球囊导致自发性子宫破裂的个案报道[82]。与宫内节育器一样,在对照和非对照研究中均报道了术后放置球囊预防粘连的结果尚无一致性结论[79,83-87]。

8.10.4　羊膜移植

一项纳入 25 例中重度宫腔粘连者的前瞻性研究中,术后新鲜羊膜移植后放置 Foley's 导管球囊扩张 2 周[88],结果发现术后 4 个月粘连再形成率为 48% 且均为轻度粘连。在一个小样本的 RCT 研究中,使用和不使用羊膜移植的两组妊娠率为 26.7% 和 13.3%[89],但是使用羊膜移植组仍有 60% 的流产率,这使得其活产率只有 10%,这与未使用羊膜移植组的数据没有明显差异。羊膜移植是一种可供选择的用于降低粘连复发、促进内膜再生的方法,但尚需更多的随机对照试验进一步验证。

8.10.5　生物可降解防粘连材料

预防术后再次粘连的生物可降解材料有自交联透明质酸[90]或透明质酸与羧甲基纤维素和/或藻酸盐相结合[91],以上以凝胶[91,92]或薄膜[92]的形式用于术后宫腔。透明质酸与羧甲基纤维素是一种持久抗粘连材料,隔离毗邻组织表面时间可长达 7 天。Bosteels 等在一项纳入了 5 项防粘连凝胶研究的系统综述中[93]认为任何一种防粘连凝胶都可以在不孕妇女宫腔镜手术后用于减少粘连复发。任何防粘连凝胶的使用都与较轻的新生粘连相关（RR = 0.65,95% CI 0.45 ~ 0.93,P = 0.02,5 项研究,372 名女性,非常低质量的证据）。粘连评分降低的平均值差异也很显著（MD − 1.44,95% CI − 1.83 ~ − 1.05;P < 0.000 01,1 项研究,24 岁女性）,这种优势在宫腔镜手术治疗宫腔粘连的妇女中更为明显（MD −3.30,95% CI −3.43 ~ −3.17,P < 0.000 01,1 项研究,19 名妇女）。然而,目前还没有证据表明使用这些药物可以提高活产率或妊娠率（RR = 3.0,95% CI 0.35 ~ 26;P = 0.32,1 项研究,30 名女性,非常低质量的证据）。

8.10.6　雌孕激素治疗

雌激素用于治疗 Asherman 综合征已有 60 多年的历史[94]。雌激素可作用于子宫内膜基质和上皮细胞,因此宫腔镜下粘连分离术后给予大剂量外源性雌激素替代治疗可诱导早期子宫内膜上皮化以防止创面的粘连[95]。尽管在清宫的女性中使用雌激素可促进子宫内膜厚度和体积增长的作用已被证实[96],但目前数据中并没有一致认可其在预防粘连方面的益处。

雌孕激素治疗的常用方案为戊酸雌二醇,4 mg/d,分次给药 21天,从雌激素应用的第 15 天至第 21 天,加用醋酸甲羟孕酮 10 mg/d,每日 1 次。但根据不同的习惯,临床上用药方式亦有较大差异。比如,戊酸雌二醇最大剂量可达每日 12 mg 连续服用 21 ~ 60 天,单独用妊马雌酮 0.625 ~ 5 mg/d 或结合黄体酮应用 21 ~ 60 天。Dawood等[97]使用阴道雌激素 8 mg/d 连用 28 天,在最后 7 天每日口服100 mg 微粒化黄体酮以预防宫腔粘连。尽管雌激素用于预防宫腔粘连已有多年,但很少有随机对照实验将其与安慰剂或其他预防粘连的措施进行比较。Roy 等[98]和 Vercellini 等[79]在两项时间和空间上分离的比较研究中发现,在纵隔切除后使用雌激素替代治疗的女性与未用雌激素替代治疗者二次宫腔镜复查中粘连形成率没有明显差别。Yu 等[85]发现,术后使用雌激素治疗、宫内节育器或宫内球囊对减少术后宫腔粘连形成的发生率没有任何益处。Tonguc 等在一项相似的三组对照研究中发现,使用雌激素、节育器和安慰剂的效果没有差别[81]。

8.10.7 抗粘连治疗的结局

尽管对宫腔镜术后宫腔粘连预防策略已研究多年,目前缺乏多中心、高质量、大样本的随机对照研究,因此何种措施是最有效的尚无定论。

最近的两篇大型综述发现没有证据证实宫腔镜粘连分离术后行防粘连治疗在活产率上有明显差别,但低质量证据表明相对于安慰剂或不治疗组粘连形成率显著下降(OR 0.36,95%CI 0.20~0.64,$P=0.000\ 5$,7 个研究中,528 名女性)[99,100]。

8.11 Asherman 综合征的治疗结局

Asherman 综合征的治疗结局主要依据治疗指征而定。治疗的直观结果是宫腔重建,但这不意味着治疗成功,子宫内膜的纤维化是导致无功能性内膜的主要原因,而内膜纤维化是无法通过手术治愈的。对于不孕患者维持功能性内膜使其受孕更加重要。因此,宫腔重建的程度不能作为治疗成功的评价指标,在本章我们关注的是妊娠结局。

8.11.1 Asherman 综合征术后妊娠结局

虽然未经治疗的 Asherman 综合征妇女妊娠的情况并不确定,但细致的宫腔镜粘连分离术可以提高妊娠率。

在宫腔镜应用于临床前,传统常规治疗后的妊娠率为51%(540/1 052),仅略高于未接受治疗的患者(133/292;46%)[17]。宫腔镜粘连分离术不仅仅提高了不孕女性的妊娠率,从术前的28.7%提高到术后53.6%[101],而且既往 2 次或 2 次以上流产女性的活产率由术前18.3%提高到术后68.6%[102]。随后,该团队进一步发表了过去 10 年研究的宫腔镜粘连分离术后的生殖结局,临床妊娠率40%~60%,流产率11%~22%,活产率20%~55%,其中足月分娩率75%~95%,活产中因胎盘位置异常导致的产前出血率2%~25%(表 8 - 4)。

表 8 - 4　宫腔镜粘连分离术后的妊娠结局

研　究	研究对象 (N)	治疗方法	妊娠率 (%试孕)	流产率 (%怀孕)	活产率 (%试孕)	早产率 (%活产)	产前出血
Thomson AJ et al.2007[59]	30(不孕和复发性流产)	荧光引导的宫腔镜粘连分离	53%(9/17)	13.2%	46%(8/17)	25%(2/8)	25%(2/8)
Yu D et al. 2008[68]	72(不孕)	宫腔镜剪刀分离	43%(31/72)	22.6%	33.3%(24/72)(43.75%轻度,30%中度,16.7%重度)	5/19(26.3%)	5/19(26.3%)
Roy KK 2010[99]	89(未区分)	宫腔镜单极电刀	40.4%(58%轻度,30%中度,33%重度)	14%	34.74%	NA	12.5%
March CM 2011[104]	1240	宫腔镜剪刀分离	61.6%(764/1240)	11.8%	54.35%(674/1240)	7%(47/674)	1.9%(13/674)
Bhandari S et al. 2015[105]	60(未区分)	宫腔镜剪刀分离	26.67%(16/60)(53%轻度,27%中度,9.5%重度)	18.75%	21.67%(13/60)	3/13(23.07%)	1/13(7.7%)
Chen L 2017[106]	357 不孕	宫腔镜剪刀	48.2%(16/60)(61%轻度,53%中度,25%重度)	15.15%	40.9%(140/352)	3.6%(5/140)	4.3%(6/140)

　　总之,宫腔镜下粘连分离术可使患有 Asherman 综合征和不孕症的妇女获得满意的妊娠率和活产率。但是这些妇女妊娠后需要仔细监测,因为早产和胎盘位置异常的发生率高于一般人群。

结　论

　　Asherman 综合征和月经异常、妊娠期并发症一样是导致不孕的重要原因。它主要是由宫腔手术操作和子宫内膜炎导致内膜基底层不可逆的损伤引起的。宫腔镜下宫腔粘连分离是治疗的最基本方法,以钝性、锐性分离及能量器械消融以获得完整的宫腔。我们需要警惕严重情况下分离所导致的即发和迟发并发症,可以采取辅助方法预防粘连再发,但是缺乏其改善生育结局的证据。大部分患者经宫腔镜粘连分离术后生育结局得到改善。未来研究将着重于预防宫腔粘连再发生的有效方法以及使功能性内膜再生的治疗手段。

(王倩　陈圆辉　译　张翠莲　校)

参考文献

[1] Asherman JG. Amenorrhoea traumatica. BJOG. 1948；55(11)：23 - 30.

[2] Adoni A, Palti Z, Milwidsky A, et al. The incidence of intrauterine adhesions followingspontaneous abortion. Int J Fertil. 1982；27(2)：117 - 118.

[3] Friedler S, Margalioth EJ, Kafka I, et al. Incidence of post-abortion intra-uterine adhesionsevaluated by hysteroscopy—a prospective stud. Hum Reprod. 1993；8(3)：442 - 444.

[4] Stillman RJ, Asarkof N. Association between Mullerian duct malformations and Ashermansyndrome in infertile women. Obstet Gynecol. 1985；65：673 - 677.

[5] La Sala GB, Montanari R, Dessanti L, et al. The role of diagnostic hysteroscopyand endometrial biopsy in assisted reproductive technologies. Fertil Steril.1998；70：378 - 380.

[6] Nawroth F, Foth D, Schmidt T. Minihysteroscopy as routine diagnostic procedure in womenwith primary infertility. J Am Assoc Gynecol Laparosc. 2003；10：396 - 398.

[7] Hinckley MD, Milki AA. 1000 office-based hysteroscopies prior to in vitro fertilization：feasibilityand findings. JSLS. 2004；8：103 - 107.

［ 8 ］ Yucebilgin MS, Aktan E, Bozkurt K, et al. Comparisonof hydrosonography and diagnostic hysteroscopy in the evaluation of infertile patients. ClinExp Obstet Gynecol. 2004; 31: 56－58.

［ 9 ］ Taylor PJ, Cumming DC, Hill PJ. Significance of intrauterine adhesions detected hysteroscopicallyin eumenorrheic infertile women and role of antecedent curettage in their formation. Am J Obstet Gynecol. 1981; 139: 239－242.

［10］ Preutthipan S, Linasmita V. A prospective comparative study between hysterosalpingographyand hysteroscopy in the detection of intrauterine pathology in patients with infertility. JObstet Gynaecol Res. 2003; 29: 33－37.

［11］ Deans R, Abbott J. Review of intrauterine adhesions. J Minim Invasive Gynecol. 2010; 17(5): 555－569.

［12］ Yu D, Wong Y, Cheong Y, et al. Asherman's syndrome. One century later. Fertil Steril.2008; 89(4): 759－779.

［13］ Hooker AB, Lemmers M, Thurkow AL, et al. Systematic review and meta-analysis of intrauterine adhesions after miscarriage: prevalence, risk factors and long-term reproductive outcome. Hum Reprod Update. 2014; 20(2): 262－278.

［14］ Hooker A, Fraenk D, Brolmann H, et al. Prevalence of intrauterine adhesions after terminationof pregnancy: a systematic review. Eur J Contracept Reprod Health Care. August 1, 2016; 21(4): 329－335.

［15］ Buttram UC, Turati G. Uterine synechiae: variation in severity and some conditions whichmay be conductive to severe adhesions. Int J Fertil. 1977; 22: 98－103.

［16］ Taskin O, Sadik S, Onoglu A, et al. Role of endometrialsuppression on the frequency of intrauterine adhesions after resectoscopic surgery. JAm Assoc Gynecol Laparosc. 2000; 7: 351－354.

［17］ Schenker JG, Margalioth EJ. Intrauterine adhesions: an updated appraisal. Fertil Steril.1982; 37: 593－610.

［18］ Roge P, d'Ercole C, Cravello L, et al. Hysteroscopic treatment of uterine synechias.A report of 102 cases. J Gynecol Obstet Biol Reprod (Paris). 1996; 25: 33－40.

［19］ Gupta N, Sharma JB, Mittal S, et al. Genital tuberculosis in Indianinfertility patients. Int J Gynaecol Obstet. 2007; 97(2): 135－138.

［20］ Chen Y, Liu L, Luo Y, et al. Prevalence and impact of chronic endometritisin patients with intrauterine adhesions: a prospective cohort study. J Minim InvasiveGynecol. 2017; 24(1): 74－79.

［21］ Conforti A, Krishnamurthy GB, Dragamestianos C, et al. Intrauterine adhesions after open myomectomy：an audit. Eur JObstet Gynecol Reprod Biol. 2014；179：42－45.

［22］ March CM, Israel R. Intrauterine adhesions secondary to elective abortion. Hysteroscopicdiagnosis and management. Obstet Gynecol. 1976；48（4）：422－424.

［23］ Hamou J, Salat-Baroux J, Siegler A. Diagnosis and treatment of intra- uterine adhesions bymicrohysteroscopy. Fertil Steril. 1983；39：321－326.

［24］ Valle RF, Sciarra JJ. Intrauterine adhesions：hysteroscopic diagnosis, classification, treatment, and reproductive outcome. Am J Obstet Gynecol. 1988；158：1459－1470.

［25］ The American Fertility Society classifications of adnexal adhesions, distal tubal occlusion, tubal occlusion secondary to tubal ligation, tubal pregnancies, mullerian anomalies and intrauterineadhesions. Fertil Steril. 1988；49：944－955.

［26］ Polishuk WZ, Siew FP, Gordon R, Lebenshart P. Vascular changes in traumatic amenorrheaand hypomenorrhea. Int J Fertil. 1977；22：189－192.

［27］ Soares SR, Barbosa dos Reis MM, Camargos AF. Diagnostic accuracy of sonohysterography, transvaginal sonography, and hysterosalpingography in patients with uterine cavity diseases.Fertil Steril. 2000；73：406－411.

［28］ Sylvestre C, Child TJ, Tulandi T, et al. A prospective study to evaluate the efficacy of twoandthree-dimensional sonohysterography in women with intrauterine lesions. Fertil Steril.2003；79：1222－1225.

［29］ Salle B, Gaucherand P, de Saint Hilaire P, et al. Transvaginal sonohysterographicevaluation of intrauterine adhesions. J Clin Ultrasound. 1999；27：131－134.

［30］ Seshadri S, El-Toukhy T, Douiri A, et al. Diagnostic accuracy ofsaline infusion sonography in the evaluation of uterine cavity abnormalities prior to assistedreproductive techniques：a systematic review and meta-analyses. Hum Reprod Update.2015；21（2）：262－274.

［31］ Yang JH, Chen CD, Chen SU, et al. The influence of the location andextent of intrauterine adhesions on recurrence after hysteroscopic adhesiolysis. BJOG. 2016；123（4）：618－623.

［32］ Letterie GS, Haggerty MF. MRI：Magnetic resonance imaging of intrauterine synechiae.Gynecol Obstet Invest. 1994；37（1）：66－68.

［33］ Bacelar AC, Wilcock D, Powell M, et al. The value of MRI in the assessment oftraumatic intra-uterine adhesions（Asherman's syndrome）. Clin Radiol. 1995；50：80－83.

［34］ Raziel A, Arieli S, Bukovsky I, et al. Investigation of the uterine cavity in recurrentaborters. Fertil Steril. 1994；62（5）：1080－1082.

［35］ Asimakopulos N. Traumatic intrauterine adhesions. (the fritsch-asherman syndrome). CanMed Assoc J. 1965；93：298－302.

［36］ Louros NC, Danezis JM, Pontifix G. Use of intrauterine devices in the treatment of intrauterineadhesions. Fertil Steril. 1968；19(4)：509－528.

［37］ Klein SM, García CR. Asherman's syndrome：a critique and current review. Fertil Steril.1973；24(9)：722－735.

［38］ Levine RU, Neuwirth RS. Simultaneous laparoscopy and hysteroscopy for intrauterine adhesions.Obstet Gynecol. 1973；42(3)：441－445.

［39］ March CM, Israel R, March AD. Hysteroscopic management of intrauterine adhesions. Am JObstet Gynecol. 1978；130(6)：653－657.

［40］ Sciarra JJ, Valle RF. Hysteroscopy：a clinical experience with 320 patients. Am J ObstetGynecol. 1977；127(4)：340－348.

［41］ Sanfilippo JS, Fitzgerald MR, Badawy SZ, et al. Asherman's syndrome. A comparison of therapeutic methods. J Reprod Med. 1982；27(6)：328－330.

［42］ Lancet M, Mass N. Concomitant hysteroscopy and hysterography in Asherman's syndrome.Int J Fertil. 1981；26(4)：267－272.

［43］ Fernandez H, Peyrelevade S, Legendre G, et al. Total adhesionstreated by hysteroscopy：must we stop at two procedures? Fertil Steril. 2012；98(4)：980－985.

［44］ Xiao S, Wan Y, Xue M, et al. Etiology, treatment, and reproductive prognosis of women with moderate-to-severe intrauterineadhesions. Int J Gynaecol Obstet. 2014；125(2)：121－124.

［45］ Wortman M, Daggett A, Ball C. Operative hysteroscopy in an office-based surgical setting：review of patient safety and satisfaction in 414 cases. J Minim Invasive Gynecol.2013；20(1)：56－63.

［46］ Chervenak FA, Neuwirth RS. Hysteroscopic resection of the uterine septum. Am J ObstetGynecol. 1981；141(3)：351.

［47］ Duffy S, Reid PC, Sharp F. In-vivo studies of uterine electrosurgery. Br J Obstet Gynaecol.1992；99：579－582.

［48］ Zikopoulos KA, Kolibianakis EM, Platteau P, et al. Live delivery rates in subfertile women with Asherman's syndrome after hysteroscopicadhesiolysis using the resectoscope or the Versapoint system. Reprod Biomed Online.2004；8：720－725.

［49］ Newton JR, MacKenzie WE, Emens MJ, et al. Division of uterine adhesions (Asherman's syndrome) with the Nd-YAG laser. Br J Obstet Gynaecol. 1989；96：102－104.

［50］ Chapman R, Chapman K. The value of two stage laser treatment for severe Asherman's syndrome.Br J Obstet Gynecol. 1996；103：1256－1258.

［51］ Nappi L, Pontis A, Sorrentino F, et al. Hysteroscopic metroplasty for the septateuterus with diode laser: a pilot study. Eur J Obstet Gynecol Reprod Biol. 2016; 206: 32 – 35.

[52] Lo KW, Yuen PM. Hysteroscopic metroplasty under laparoscopic ultrasound guidance. ActaObstet Gynecol Scand. 1998; 77(5): 580 – 581.

[53] McComb PF, Wagner BL. Simplified therapy for Asherman's syndrome. Fertil Steril.1997; 68(6): 1047 – 1050.

[54] Berman JM. Intrauterine adhesions. Semin Reprod Med. 2008; 26 (4): 349 – 355.

[55] Coccia ME, Becattini C, Bracco GL, Bargelli G, Scarselli G. Intraoperative ultrasound guidancefor operative hysteroscopy. A prospective study. J Reprod Med. 2000; 45(5): 413 – 418.

[56] Kresowik JD, Syrop CH, Van Voorhis BJ, et al. Ultrasound is the optimal choice forguidance in difficult hysteroscopy. Ultrasound Obstet Gynecol. 2012; 39(6): 715 – 718.

[57] Vigoureux S, Fernandez H, Capmas P, et al. Assessment of abdominal ultrasound guidance in hysteroscopic metroplasty. J Minim Invasive Gynecol. 2016; 23(1): 78 – 83.

[58] Hayasaka S, Murakami T, Arai M, et al. JGynecol Surg. 2009; 25(4): 147 – 152.

[59] Thomson AJ, Abbott JA, Kingston A, et al. Fluoroscopically guided synechiolysisfor patients with Asherman's syndrome: menstrual and fertility outcomes. FertilSteril. 2007; 87(2): 405 – 410.

[60] Protopapas A, Shushan A, Magos A. Myometrial scoring: a new technique for the managementof severe Asherman's syndrome. Fertil Steril. 1998; 69: 860 – 864.

[61] Pabuccu R, Onalan G, Kaya C, et al. Efficiency andpregnancy outcome of serial intrauterine device-guided hysteroscopic adhesiolysis of intrauterinesynechiae. Fertil Steril. 2008; 90(5): 1973 – 1977.

[62] Agostini A, Cravello L, Desbrière R, et al. Hemorrhage riskduring operative hysteroscopy. Acta Obstet Gynecol Scand. 2002; 81(9): 878 – 881.

[63] Pasini A, Belloni C. Intraoperative complications of 697 consecutive operative hysteroscopies.Minerva Ginecol. 2001; 53(1): 13 – 20.

[64] Scoccia B, Demir H, Elter K, et al. Successful medical management of post-hysteroscopicmetroplasty bleeding with intravenous estrogen therapy: a report of two casesand review of the literature. J Minim Invasive Gynecol. 2009; 16(5): 639 – 642.

[65] Agostini A, Cravello L, Bretelle F, et al. Risk of uterine perforationduring hysteroscopic surgery. J Am Assoc Gynecol Laparosc. 2002; 9 (3): 264 – 267.

［66］ Xia EL, Duan H, Zhang J, et al. Analysisof 16 cases of uterine perforation during hysteroscopic electro-surgeries. Zhonghua Fu ChanKe Za Zhi. 2003; 38(5): 280 - 283.

［67］ Yang BJ, Feng LM. Symptomatic hyponatremia and hyperglycemia complicating hysteroscopic resection of intrauterine adhesion: a case report. Chin Med J (Engl). 2012; 125(8): 1508 - 1510.

［68］ Yu D, Li TC, Xia E, et al. Factors affecting reproductive outcome ofhysteroscopic adhesiolysis for Asherman's syndrome. Fertil Steril. 2008; 89(3): 715 - 722.

［69］ Sentilhes L, Sergent F, Roman H, et al. Late complications of operativehysteroscopy: predicting patients at risk of uterine rupture during subsequent pregnancy. EurJ Obstet Gynecol Reprod Biol. 2005; 120 (2): 134 - 138.

［70］ Robinson JK, Colimon LM, Isaacson KB. Postoperative adhesiolysis therapy for intrauterineadhesions (Asherman's syndrome). Fertil Steril. 2008; 90(2): 409 - 414.

［71］ de Rozada IB, Rozada H, Remedio MR, et al. IUD in the treatment of uterine synechiae.Obstet Gynecol. 1968; 32(3): 387 - 390.

［72］ Polishuk WZ, Weinstein D. The Soichet intrauterine device in the treatment of intrauterineadhesions. Acta Eur Fertil. 1976; 7(3): 215 - 218.

［73］ Ismajovich B, Lidor A, Confino E, et al. Treatment of minimal and moderate intrauterineadhesions (Asherman's syndrome). J Reprod Med. 1985; 30(10): 769 - 772.

［74］ Zwinger A, SchönfeldV, Mares J, et al. The use of an intra-uterine contraceptivepessary in the treatment of women infertile due to uterine synechiae. Zentralbl Gynakol.1969; 91(2): 63 - 67.

［75］ Maneschi M, Vegna G, Mezzatesta M. Use of Lippes Loop in the treatment of post-traumaticuterine adhesions. Minerva Ginecol. 1974; 26 (11): 633 - 640.

［76］ Massouras HG, Coutifaris B, Kalogirou D. Management of uterine adhesions with 'MassourasDuck's Foot' and 'Butterfly' IUDs. Contracept Deliv Syst. 1982; 3(1): 25 - 38.

［77］ Salma U, Xue M, Sayed ASM, et al. Efficacy of intrauterine device in the treatmentof intrauterine adhesions. Biomed Res Int. 2014; 2014: 589296., 15 pages. https://doi.org/10.1155/2014/589296.

［78］ March CM. Intrauterine adhesions. Obstet Gynecol Clin North Am. 1995; 22: 491 - 505.

［79］ Vercellini P, Fedele L, Arcaini L, et al. Value of intrauterine deviceinsertion and estrogen administration after hysteroscopic metroplasty. J Reprod Med.

1989；34(7)：447－450.

[80] Pabuccu R，Atay V，Orhon E，et al. Hysteroscopic treatment of intrauterine adhesionsis safe and effective in the restoration of normal menstruation and fertility. Fertil Steril.1997；68：1141－1143.

[81] Tonguc EA，Var T，Yilmaz N，et al. Intrauterine device or estrogen treatment after hysteroscopicuterine septum resection. Int J Gynaecol Obstet. 2010；109(3)：226－229.

[82] Lin XN，Zhou F，Wei ML，et al. Randomized，controlled trialcomparing the efficacy of intrauterine balloon and intrauterine contraceptive device inthe prevention of adhesion reformation after hysteroscopic adhesiolysis. Fertil Steril. 2015；104(1)：235－240.

[83] Goorah B，Tulandi T. Uterine rupture resulting from the pressure of an intrauterine balloon. JObstet Gynaecol Can. 2009；31(7)：649－651.

[84] Gupta S，Talaulikar VS，Onwude J，et al. A pilot study of Foley's catheter balloon forprevention of intrauterine adhesions following breach of uterine cavity in complex myomasurgery. Arch Gynecol Obstet. 2013；288(4)：829－832.

[85] Lin X，Wei M，Li TC，et al. A comparison of intrauterineballoon，intrauterine contraceptive device and hyaluronic acid gel in the prevention of adhesionreformation following hysteroscopic surgery for Asherman syndrome：a cohort study.Eur J Obstet Gynecol Reprod Biol. 2013；170(2)：512－516.

[86] Amer MI，El Nadim A，Hassanein K. The role of intrauterine balloon after operative hysteroscopyin the prevention of intrauterine adhesion：a prospective controlled study. MEFS J. 2005；10：125－129.

[87] Orhue AA，Aziken ME，Igbefoh JO. A comparison of two adjunctive treatments for intrauterineadhesions following lysis. Int J Gynaecol Obstet. 2003；82(1)：49－56.

[88] Yu X，Yuhan L，Dongmei S，et al. The incidence of post-operative adhesionfollowing transection of uterine septum：a cohort study comparing three different adjuvanttherapies. Eur J Obstet Gynecol Reprod Biol. 2016；2016：1－4.

[89] Amer MI，Abd-El-Maeboud KH. Amnion graft following hysteroscopic lysis of intrauterineadhesions. J Obstet Gynaecol Res. 2006；32：559－566.

[90] Amer MI，Abd-El-Maeboud KH，Abdelfatah I，et al. Human amnion asa temporary biologic barrier after hysteroscopic lysis of severe intrauterine adhesions：pilotstudy. J Minim Invasive Gynecol. 2010；17(5)：605－611.

[91] Acunzo G，Guida M，Pellicano M，et al. Effectiveness of auto-cross-linked hyaluronic acid gel in the preventionof intrauterine adhesions after hysteroscopic adhesiolysis：a prospective，randomized，controlled study. Hum

Reprod. 2003；18(9)：1918 - 1921.

[92] Kim T, Ahn KH, Choi DS, et al. A randomized, multi-center, clinical trial to assessthe efficacy and safety of alginate carboxymethylcellulose hyaluronic acid compared to carboxymethylcellulosehyaluronic acid to prevent postoperative intrauterine adhesion. J MinimInvasive Gynecol. 2012；19(6)：731 - 736.

[93] Tsapanos VS, Stathopoulou LP, Papathanassopoulou VS, et al. The role ofSeprafilm bioresorbable membrane in the prevention and therapy of endometrial synechiae. JBiomed Mater Res. 2002；63(1)：10 - 14.

[94] Bosteels J, Weyers S, Mol BW, et al. Anti-adhesion barrier gels following operativehysteroscopy for treating female infertility：a systematic review and meta-analysis. GynecolSurg. 2014；11：113 - 127.

[95] Comninos AC, Zourlas PA. Treatment of uterine adhesions (Asherman's syndrome). Am JObstet Gynecol. 1969；105(6)：862 - 868.

[96] Asch RH, Zuo WL, Garcia M, et al. Intrauterine release of oestriolin castrated rhesus monkeys induces local but not peripheral oestrogenic effects：a possibleapproach for the treatment and prevention of Asherman's syndrome. Hum Reprod.1991；6(10)：1373 - 1378.

[97] Farhi J, Bar-Hava I, Homburg R, et al. Induced regeneration of endometriumfollowing curettage for abortion：a comparative study. Hum Reprod. 1993；8(7)：1143 - 1144.

[98] Dawood A, Al-Talib A, Tulandi T. Predisposing factors and treatment outcome of differentstages of intra-uterine adhesions. J Obstet Gynaecol Can. 2010；32：767 - 770.

[99] Roy KK, Negi N, Subbaiah M, et al. Effectiveness of estrogen inthe prevention of intrauterine adhesions after hysteroscopic septal resection：a prospective, randomized study. J Obstet Gynaecol Res. 2014；40 (4)：1085 - 1088.

[100] Healy MW, Schexnayder B, Connell MT, et al. Intrauterine adhesion prevention after hysteroscopy：a systematic review and meta-analysis.Am J Obstet Gynecol. 2016；215(3)：267 - 275.

[101] Bosteels J, Weyers S, Kasius J, et al. Anti-adhesion therapyfollowing operative hysteroscopy for treatment of female subfertility. Cochrane Database.

[102] Pace S, Stentella P, Catania R, et al. Endoscopic treat-ment of intrauterineadhesions. Clin Exp Obstet Gynecol. 2003；30：26 - 28.

[103] Katz Z, Ben-Arie A, Lurie S, et al. Reproductive outcome following hysteroscopicadhesiolysis in Asherman's syndrome. Int J Fertil Menopausal Stud. 1996；41：462 - 465.

［104］ March CM. Management of Asherman's syndrome. Reprod Biomed Online. 2011；23（1）：63－76.

［105］ Bhandari S，Bhave P，Ganguly I，et al. Reproductive outcome of patients withAsherman's syndrome：a SAIMS experience. J Reprod Infertil. 2015；16（4）：229－235.

［106］ Chen L，Zhang H，Wang Q，et al. Reproductiveoutcomes in patients with intrauterine adhesions following hysteroscopic adhesiolysis：experience from the largest women's hospital in China. J Minim Invasive Gynecol. 2017；24（2）：299－304.

宫腔镜在辅助生殖技术中的作用　9

9.1　概述

尽管辅助生殖技术（ART）给不孕夫妇带来了希望，但目前成功率仍有待提高。为了提高抱婴回家率，研究者们不断探索影响体外受精—胚胎移植结局的不同阶段的各种因素，然而目前对导致失败因素的认知仍然很有限。

影响助孕结局的关键因素包括胚胎质量、子宫内膜、胚胎学家和临床医生的技术与经验。在本章中，我们将主要关注宫腔环境以及诊断和治疗宫腔病变的方法。Prevedorakis 等的一项研究发现，高达 50% 的不孕女性或多或少存在子宫病变[1]。与不良结局明显相关的宫腔病变包括子宫内膜息肉、宫腔粘连、子宫纵隔、平滑肌瘤、子宫内膜炎和子宫内膜增生[2]。在首次 IVF 周期，优化各种成功相关因素能够降低实现妊娠的总成本。因此，在 IVF 周期前诊断子宫病变显得尤为必要。宫腔镜检查是一种评估宫腔的较好选择。

9.2　宫腔环境的评估

经阴道超声（TVS）、生理盐水灌注超声（SIS）、子宫输卵管造影（HSG）和宫腔镜检查均可对宫腔进行评估。经阴道超声是诊断子宫病变最简单、最经济有效的方法，超声能够比较准确地评估子宫肌层、子宫内膜及血流、子宫总体轮廓和宫腔容积，但有些宫腔病变，如子宫内膜炎或宫腔粘连，无法通过经阴道超声诊断[3]。TVS 诊断宫腔病变时有 84%~100% 的敏感性和 96.3%~98% 的特异性[4]。生理盐水灌注超声检查在评估宫腔病变、子宫轮廓和子宫内膜方面比传统超声检查更加清晰准确。HSG 也可用于评估宫腔,但它可能会导致明显疼痛、造影剂过敏反应以及刺激宫颈引起的血管迷走神经休克。此外,由于 HSG 的假阳性率为 15.6%,假阴性率为 34.4%,可能会导致相当一部分宫腔病变漏诊[5]。

宫腔镜检查是被公认的评估宫腔的金标准[6,7]。宫腔镜可以准确诊断大部分宫腔病变,而且可同时进行治疗。相比于 TVS 和 HSG,宫腔镜检查明显提高了对子宫内膜病变的诊断率。即使其他方法没有发现明显的宫腔病变,宫腔镜检查也能发现 18%~50% 的 IVF 患者中存在子宫环境异常[8]。

宫腔镜适用于以下三种情况:

(1) HSG 或 SIS 检查结果发现异常。
(2) 反复失败的 IVF。
(3) 在 IVF 周期之前常规检查。

9.3 宫腔镜检查的过程

传统上,宫腔镜检查是在手术室使用镇静剂或麻醉下进行的。传统的宫腔镜直径较大,需要宫颈扩张和麻醉以减轻疼痛和不适。但近年来,随着小口径宫腔镜的发展和阴道镜的使用,耐受良好的患者无须麻醉即可进行宫腔镜检查。类似阴道镜的操作方法也减少了对术前用药的需要,从而使手术时间更短,并发症更少[9]。随着技术的进步,目前各种小型宫腔镜及手持器械可以在门诊对各种宫腔病变进行治疗。De Spizo Sardo 等[10]的研究指出,子宫内膜息肉、宫腔粘连、解剖异常、小肌瘤等各种宫腔病变和组织活检均可在不需要宫颈扩张或麻醉的情况下安全、成功地实施。

门诊宫腔镜镜头直径从 2.9~5 mm 有多种选择,可作为 ART 周期前的常规检查。最近的证据表明,在 IVF 周期前 6 个月内进行宫腔镜检查将更有益于患者。宫腔镜检查应在卵泡期进行,以便更好地评估宫腔。操作时应注意宫颈内口的方向、子宫下段是否有纤维带、子宫颈长度以及宫腔的方向。对可疑感染的子宫内膜应取样活检。必要时术后可应用止痛药和解痉药。

9.4　宫腔异常发病率

据报道，无可疑宫腔异常但确实存在宫内病变的发生率为20%~45%[8,11-14]。Rana Karayalcin 等[15]对单个 IVF 中心的 2 500 例不孕女性进行了一项前瞻性研究，在 IVF 周期前进行宫腔镜检查，研究发现，在长期不孕患者中，22.9%存在宫内病变，77.1%宫腔无明显异常。其中子宫内膜息肉发生率最高（192 例，占 7.7%），其次为苗勒管异常（130 例，占 5.2%），其他有肌瘤（3.8%）、息肉样子宫内膜（1.2%）和宫腔粘连（1.1%）等。这项研究表明，相当一部分无可疑宫腔异常的不孕女性，经宫腔镜检查后明确存在宫腔内异常，这种隐性的宫腔异常往往造成 IVF 的不良结局。研究结果如表9－1所示[15]。

表 9－1　研究中 2 500 例宫腔镜检查结果[15]

结　　果	数　　量	百分比
正常	1 927	77.1
异常	573	22.9
内膜息肉	192	7.7
苗勒管异常（中隔）	130	5.2
肌瘤	96	3.8
苗勒管异常（双角子宫）	28	1.1
息肉样子宫内膜	31	1.2
粘连	27	1.1
内膜增生	22	0.9
T 形子宫	18	0.7
子宫内膜炎	13	0.5
宫颈息肉	13	0.5
宫颈狭窄	3	0.1

资料来源：Karayalcin 等所著"2 500 例 IVF 前诊断性宫腔镜检查结果"，2010，Reproductive BioMedicineOnline；20：689－93.Copyright2010.经爱思唯尔许可转载

许多关于患病率的研究都是通过 TVS 或 HSG 评估完成的,有相当多的患者发现了一些宫腔病变,所以患者在 ART 之前进行宫腔镜检查评价宫腔是必要的。接下来我们将详细讨论最常见的宫腔疾病的病理和发病机制。

9.5 ART 常见的病理类型

9.5.1 平滑肌瘤

到目前为止,子宫平滑肌瘤是育龄期女性子宫起源最常见的良性肿瘤。据报道,到 50 岁时,女性人群平滑肌瘤的发生率可高达 70%~80%[16]。在不孕女性中,平滑肌瘤的发生率为 5%~10%,其中在 1%~2.4% 的不孕女性中它是唯一可检测到的病变类型。平滑肌瘤可通过多种机制干扰生育,最常见的机制是导致宫腔变形及子宫颈机械性阻塞,阻碍精子运输或影响胚胎活动[17]。肌瘤不仅可以明显降低自然妊娠率,对 ART 周期成功率亦有影响[18]。子宫肌瘤切除术可显著提高原因不明不孕者的临床妊娠率,2 年后妊娠率可达 40%~60%[19]。在分子水平上,肌瘤影响其所覆盖的子宫内膜,并明显降低着床率,但是目前支持这一假设的证据比较有限[20,21]。在胚胎植入期间,通过对胚胎种植比较重要的 HOXA 10、HOXA 11 和 BTEB1 基因表达的研究发现,与正常宫腔相比,存在黏膜下平滑肌瘤的子宫内膜,这几种的基因表达明显降低[20,21]。另外,研究还发现 HOXA 10 基因的表达不仅在肌瘤相邻的子宫内膜中受到影响,对整个子宫内膜均有影响[21]。这表明,除了机械干扰和病灶影响,平滑肌瘤可能影响整个子宫内环境,从而降低胚胎种植率。最近的 Cochrane 综述也表明,宫腔镜切除黏膜下纤维瘤对于提高原因不明不孕女性的临床妊娠率可能有一定帮助[22](图 9-1)。

9.5.2 子宫内膜息肉

子宫内膜息肉是子宫内膜局部良性过度增生。目前尚不完全清

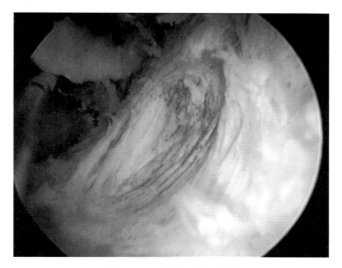

图 9 - 1 壁间肌瘤切除术

楚息肉干扰妊娠的具体机制,但有假设提出是通过干扰精子和胚胎的运输,或着床标志物的异常表达而影响着床。对黄体中期进行内膜活检的研究表明,患有子宫内膜息肉的女性中,某些标记物如IGFBP - 1 和骨桥蛋白的表达是降低的[23],而息肉切除后这些标记物的表达水平显著增加[23]。同时,胚胎着床需要黄体酮受体的正常表达,在子宫内膜息肉患者中,黄体酮受体也呈异常表达[24]。不明原因不孕症的育龄女性中,宫腔镜检查发现子宫内膜息肉的发生率为16%~26%,但在合并子宫内膜异位症的不孕症者中,子宫内膜息肉的发生率高达 46%[25,26]。目前关于子宫内膜息肉对生育力影响的研究并不多,仅有一项随机研究显示,息肉切除术后行人工授精助孕的妊娠率显著提高(63% vs. 28%)[27]。另外三项非随机试验也表明,切除息肉后自然受孕率有显著改善[28]。在体外受精-胚胎移植周期中,2 cm 以下的子宫内膜息肉对 IVF 结局影响并不明显,但是需要更多的研究去探讨息肉的大小、数量及位置对于 IVF 结局的影响[29,30](图 9 - 2~图 9 - 4)。

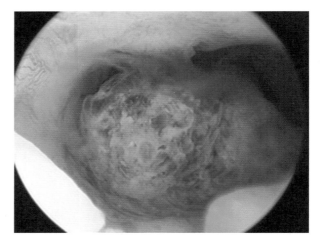

图 9-2 子宫内膜息肉

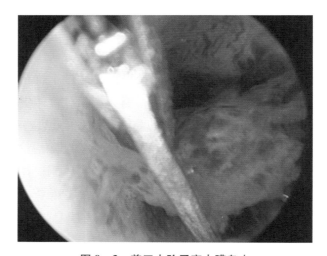

图 9-3 剪刀去除子宫内膜息肉

9.5.3 子宫内膜炎

不孕症和胚胎种植失败与微生物分泌的各种炎症产物以及多种病原体引起的子宫内膜感染有关[31]。与子宫内膜活检阴性的女性相比,慢性子宫内膜炎女性的着床率(8% vs. 31%)和临床妊娠率(11% vs. 58%)更低[32]。在 IVF 周期前宫腔镜检查的同时行子宫内膜活检发现,15%的非反复种植失败者患有急性子宫内膜炎,而反复种植失败患者急

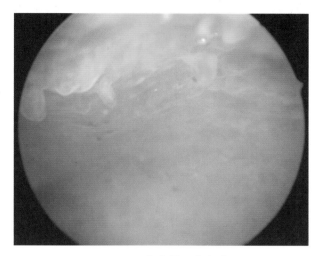

图 9-4 息肉样子宫内膜

性子宫内膜炎的发生率高达 42%[33]。对子宫内膜炎患者给予适当的抗生素治疗后,观察到随后的 IVF 周期中成功率有显著改善。

子宫内膜炎可分为急性和慢性。急性子宫内膜炎通常是由细菌引起的短暂疾病,与长期不孕无明显关系,对抗生素治疗反应良好。慢性子宫内膜炎由细菌、病毒或寄生虫所致,与子宫内膜的慢性炎症反应有关,可能是长期不孕的原因。在发展中国家,结核是盆腔炎性疾病的常见和重要原因,也是导致不孕症的重要原因。结核发病较为隐匿,患病的育龄期女性通常在不孕症诊治时才被发现[34]。结核通常继发于身体其他部位的感染,生殖器感染的主要靶器官是输卵管,其次是子宫内膜和卵巢。结核造成输卵管和子宫内膜的严重破坏,降低了 IVF 周期的成功率(图 9-5)。

9.5.4 宫腔粘连

宫腔粘连是反复种植失败的重要原因之一,常见于盆腔炎、子宫内膜搔刮过度或产后败血症等。轻度及表面的粘连对生育没有显著影响。但是,严重的纤维性粘连与不孕和反复种植失败有关。粘连过厚会引起邻近区域的纤维化和瘢痕的形成,导致子宫内膜血流减

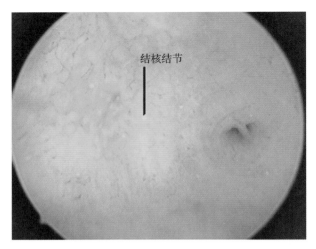

结核结节

图 9 - 5　子宫内膜结核

少。宫腔镜术后使用大剂量雌二醇或机械性扩张宫腔可防止粘连形成,同时使用抗黏附屏障等新方法对于防止宫腔粘连也有一定的作用。IVF 周期前进行宫腔镜检查有助于诊断和治疗宫腔粘连。研究表明,宫腔粘连分离后可显著改善 IVF 结局[35]。另外,应告知患者有妊娠并发症(如胎盘植入)的风险。

9.5.5　子宫纵隔

子宫纵隔是一种苗勒管发育异常疾病,表现为子宫腔的中央纤维肌肉过度生长。它可以分为部分及完全纵隔,与子宫腔变形和宫腔体积减小有关。子宫纵隔者内膜发育和血供一般较差,并且通常与复发性流产有关。子宫纵隔治疗后可显著提高活产率,也可作为不孕症治疗的一线方法[36]。宫腔镜切除子宫纵隔与不明原因不孕的生育力改善相关[37]。目前尚无随机研究比较 IVF 周期宫腔镜切除术的效果,因此,宫腔镜子宫纵隔切除术的效果尚无明确结论,需要进一步的研究[38]。

9.6　宫腔镜在辅助生殖技术中的作用

为了改善 IVF 周期的结局,研究者们在提高种植率方面做了深入探讨。胚胎正常植入的基本前提之一是良好的子宫内膜容受性。关于 ART 周期前宫腔镜检查的研究主要解决了以下两个重要问题。

9.6.1 宫腔镜检查对既往 IVF 失败者有帮助吗?

对既往一次或多次 IVF 失败患者进行的研究已证明 IVF 前行宫腔镜检查可改善其临床结局[12,14,39,40]。

Demirol 等[12]的研究评估了宫腔镜检查对 421 名一次或多次 IVF 失败患者的影响。IVF 前未行宫腔镜检查者为对照组(211 例),IVF 前行宫腔镜检查者为观察组(210 例),观察组进一步分为宫腔镜检查未发现异常者(A 组)和宫腔镜检查有异常者(B 组)。B 组在检查的同时进行治疗。结果发现,对照组、A 组和 B 组的临床妊娠率分别为 21.6%、32.5% 及 30.4%。两组间结果有明显差别,提示在 IVF 周期前行宫腔镜检查将明显改善临床结局。更重要的是,宫腔镜检查结果正常和异常者的结局无明显差异,提示宫腔镜的好处不仅仅是检查还有治疗。该研究的结论是反复种植失败者应在 IVF 前行宫腔镜检查。

有证据表明,在既往两次或多次 IVF 失败者中,在上一周期的第 7 天至移植周期的第 7 天期间行轻度子宫内膜刺激可提高成功率。此外,目前尚未观察到子宫内膜损伤对流产、出血或多胎妊娠的影响[41]。

9.6.2 宫腔镜检查对首次 IVF 助孕有帮助吗?

虽然对反复 IVF 失败者的宫腔镜检查结果进行了大量研究,但对首次 IVF 周期前宫腔镜检查尚缺乏系统的研究。Pundir 等[42]纳入一项随机和五项非随机研究的综述中发现,宫腔病变的发生率高达 50%。研究认为,如果所有患者 IVF 周期前常规进行宫腔镜检查有可能在一定程度上改善 IVF 结局,尚需进一步的随机性研究评估宫腔镜对 IVF 成功率的影响。

即使在无症状的患者中,子宫内膜息肉、子宫纵隔、平滑肌瘤和宫腔粘连等宫腔病变也占很大一部分。所有这些宫腔病变均可影响

IVF 结局。诊断和治疗这些病变可改善宫腔环境和胚胎植入潜能。IVF 前宫腔镜检查不仅可以治疗现有的病变,而且可以通过其他尚不清楚的机制对 IVF 结果产生影响。在一些研究中发现宫颈扩张使胚胎移植更易于操作,减少了子宫内膜的创伤,胚胎放置更加精准。子宫内膜刺激可能通过提高植入潜能改善 IVF 结局[43-45]。Doldi 等[8]的研究发现,在宫腔镜检查后进行子宫内膜刺激或有助于提高妊娠率。

为了提高胚胎种植率,子宫内膜搔刮得到了广泛应用。子宫内膜损伤改善植入的潜在机制尚不清楚。目前有三种主要的假设:首先是通过诱导子宫内膜蜕膜化,这可能在一定程度上影响植入效果[46];第二,子宫内膜损伤后的愈合过程涉及由细胞因子、白细胞介导的炎症反应、生长因子、巨噬细胞和树突状细胞等,这些都有利于胚胎植入[46-48];第三,前一周期的子宫内膜损伤通过延迟子宫内膜成熟使子宫内膜与胚胎移植具有更好的同步性[46]。

胚胎种植需要多种子宫内膜因子的同步表达。在子宫内膜芯片(ERA)研究中,对 238 个与不同植入阶段所需因子相关的基因表达进行了研究,并收集了这些基因表达的数据用于预测胚胎种植的个体化窗口。每个患者子宫内膜的容受状态不同,胚胎移植与子宫内膜同步可提高种植成功率[49]。与子宫内膜组织学相比,ERA 更加准确。当第一次试验后的 29~40 个月后再次试验时,子宫内膜的容受性状态是相同的,这也更具稳定性[50]。

9.7 宫腔镜在辅助生殖技术中的新进展

9.7.1 宫腔镜引导下胚胎移植

胚胎移植是 IVF 成功的关键步骤之一。宫腔镜引导下的胚胎移植在许多改良的胚胎移植方法中具有一定的科学性。在这个过程中,小口径宫腔镜首先使宫颈可视化,用二氧化碳或氧化亚氮气体作为膨宫介质,外导管与显像的镜子相连,在可视的状态下置入宫腔,然后用内导管放置胚胎。

　　这种操作避免了宫颈内口通过困难,降低内膜创伤机会,同时也减少了异位妊娠风险。在一些研究中发现,宫腔镜引导下胚胎移植的宫外孕风险降低,而成功率有所提高[51]。但 Abu Setta 等的系统综述表明,尚无强有力的证据表明宫腔镜引导的胚胎(卵裂或囊胚)移植比常规临床或超声引导胚胎移植结局更优[52]。这种新技术需要更多的研究来证实其真正的有效性。

9.7.2　宫腔镜下输卵管栓堵术

　　输卵管积水已被证实可显著降低 IVF 的种植率和临床妊娠率[53]。腹腔镜下结扎输卵管是一种很好的处理措施。另外,输卵管栓堵也可以使用球形烧灼器或特殊装置通过宫腔镜操作来实现,如 Essure(拜耳公司,美国)。

　　Darwish 和 El-Saman[54]对 IVF 周期前具有输卵管积水的患者,比较了宫腔镜下输卵管栓堵与腹腔镜下输卵管结扎的效果,该研究在宫腔镜操作中使用了电切镜的滚球来封堵输卵管口。结果发现,宫腔镜下输卵管栓塞与腹腔镜下输卵管结扎有相似的结果,但宫腔镜下操作有可同时行宫腔镜检查的额外优势。

　　对于腹腔镜操作困难或有操作禁忌证的患者,可以通过宫腔镜行输卵管栓堵术。该操作将会在后续章节中详细介绍。

9.7.3　宫颈修整

　　有一部分 IVF 失败是因为胚胎移植困难。胚胎移植对这些患者来说是一个很大的困难,许多用于解决这个问题的技术效果都不明显,即使是在取卵时或在前一个周期中的宫颈扩张时进行相关操作也没有取得显著改善[55]。

　　1999 年,Noyes 提出了一种通过宫腔镜下切除多余子宫颈组织来治疗宫颈狭窄的手术方法。这项手术使子宫颈管光滑,便于胚胎移植[56]。最近,双极汽化电极(versapoint twizzle)由于口径小、创伤小,而被用来刮除宫颈组织,其可在宫颈管内产生线性刺激,从而释放纤维组织,随后进行宫颈扩张,进一步拉伸纤维组织。目前已经被证实能显著减少后续周期胚胎移植的难度[57]。

结　论

为了提高成功率,在 ART 周期前对宫腔进行了大量的研究。在所有可用于宫腔评估的方法中,宫腔镜是公认的金标准。子宫内膜的许多病变包括一些很小的病变,均有可能阻碍胚胎的种植进而影响 ART 结局。宫腔镜检查可以用于反复种植失败的患者,也可以作为 ART 周期前常规体检项目,从而在一定程度上提高 IVF 的成功率。

(姜月宁　张少娣　译　张翠莲　校)

参考文献

［1］ Prevedourakis C, Loutradis D, Kalianidis C, et al. Hysterosalpingography and hysteroscopy in female infertility. Hum Reprod. 1994; 9: 2353 - 2355.

［2］ Ait Benkaddour Y, Gervaise A, Fernandez H. Which is the method of choice for evaluating uterine cavity in infertility workup? Gynecol Obstet Biol Reprod. 2010; 39(8): 606 - 613.

［3］ Fabres C, Alam V, Balmaceda J. Comparison of ultrasonography and hysteroscopy in the diagnosis of intrauterine lesions in infertile women. J Am Assoc Gynecol Laparosc. 1998; 5: 375 - 378.

［4］ Meizner I, Shokeir TA. Predictive value of TVUS performed before routine diagnostic hysteroscopy for evaluation of infertility. Fertil Steril. 2000; 37: 593 - 610.

［5］ Cunha-Filho JSL, Souza CAB, Salazar CC, et al. Accuracy of HSG and hysteroscopy for diagnosis of intrauterine lesions in infertile patients in an assisted fertilization programme. Gynecol Endosc. 2001; 10: 45 - 48.

［6］ Bettocchi S, Nappi L, Ceci O. Office hysteroscopy. Obstet Gynecol Clin North Am. 2004; 31: 641 - 654.

［7］ Polisseni F, Bambirra EA, Camargos AF. Detection of chronic endometritis by diagnostic hysteroscopy in asymptomatic infertile patients. Gynecol Obstet Invest. 2003; 55: 205 - 210.

［8］ Doldi N, Prsico P, Di Sebastiano F, et al. Pathologic findings in hysteroscopy before in vitrofertilization-embryo transfer (IVF - ET). Gynecol Endocrinol. 2005; 21: 235 - 237.

[9] Pellicano M, Guida M, Zullo F, et al. Carbon dioxide versus normal saline as a uterine distention medium for diagnostic vaginoscopic hysteroscopy in infertile patients. Fertil Steril. 2003; 79: 418 – 421.

[10] Di Spiezio Sardo A, Bettocchi S, Spinelli M, et al. Review of new office-based hysteroscopic procedures 2003 – 2009. J Minim Invasive Gynecol. 2010; 17(4): 436 – 448.

[11] Oliveira FG, Abdelmassih VG, Diamond MP, et al. Uterine cavity findings and hysteroscopic interventions in patients undergoing in vitro fertilizationembryo transfer who repeatedly cannot conceive. Fertil Steril. 2003; 80: 1371 – 1375.

[12] Demirol A, Gurgan T. Effect of treatment of intrauterine pathologies with office hysteroscopy in patients with recurrent IVF failure. Reprod Biomed Online. 2004; 8: 590 – 594.

[13] Hinckley MD, Milki AA. 1000 office-based hysteroscopies prior to in vitro fertilization: feasibility and findings. JSLS. 2004; 8: 103 – 107.

[14] Rama Raju GA, Shashi KG, Krishna KM, et al. Assessment of uterine cavity by hysteroscopy in assisted reproduction programme and its influence on pregnancy outcome. Arch Gynecol Obstet. 2006; 274: 160 – 164.

[15] Karayalcin R, Ozcan S, Moraloglu O, et al. Results of 2500 office-based diagnostic hysteroscopies before IVF. Reprod BioMedicine Online. 2010; 20: 689 – 693.

[16] Day Baird D, Dunson DB, Hill MC, et al. High cumulative incidence of uterine leiomyoma in black and white women: ultrasound evidence. Am J Obstet Gynecol. 2003; 188: 100 – 107.

[17] Donnez J, Jadoul P. What are the implications of myomas on fertility? A need for a debate? Hum Reprod. 2002; 17: 1424 – 1430.

[18] Pritts EA. Fibroids and infertility: a systematic review of the evidence. Obstet Gynecol Surv. 2001; 56: 483 – 491.

[19] Sudik R, Husch K, Steller J, et al. Fertility and pregnancy outcome after myomectomy in sterility patients. Eur J Obstet Gynecol Reprod Biol. 1996; 65: 209 – 214.

[20] Matsuzaki S, Canis M, Darcha C, et al. HOXA – 10 expression in the midsecretory endometrium of infertile patients with either endometriosis, uterine fibromas or unexplained infertility. Hum Reprod. 2009; 24: 3180 – 3187.

[21] Rackow BW, Taylor HS. Submucosal uterine leiomyomas have a global effect on molecular determinants of endometrial receptivity. Fertil Steril. 2010; 93: 2027 – 2034.

[22] Bosteels J, Kasius J, Weyers S, et al. Hysteroscopy fortreating subfertility

associated with suspected major uterine cavity abnormalities. Cochrane Database Syst Rev. 2015；2：CD009461.

[23] Ben-Nagi J, Miell J, Yazbek J, et al. The effect of hysteroscopic polypectomy on the concentrations of endometrial implantation factors in uterine flushings. Reprod Biomed Online. 2009；19：737－744.

[24] Peng X, Li T, Xia E, et al. A comparison of oestrogen receptor and progesterone receptor expression in endometrial polyps and endometrium of premenopausal women. J Obstet Gynaecol. 2009；29：340－346.

[25] Kim MR, Kim YA, Jo MY, et al. High frequency of endometrial polyps in endometriosis. J Am Assoc Gynecol Laparosc. 2003；10：46－48.

[26] de Sa Rosa e de Silva AC, Rosa e Silva JC, Candido dos Reis FJ, et al. Routine office hysteroscopy in the investigation of infertile couples before assisted reproduction. J Reprod Med. 2005；50：501－506.

[27] Perez-Medina T, Bajo-Arenas J, Salazar F, Redondo T, Sanfrutos L, Alvarez P, Engels V. Endometrial polyps and their implication in the pregnancy rates of patients undergoing intrauterine insemination：a prospective, randomized study. Hum Reprod. 2005；20：1632－1635.

[28] Varasteh NN, Neuwirth RS, Levin B, et al. Pregnancy rates after hysteroscopic polypectomy and myomectomy in infertile women. Obstet Gynecol. 1999；94：168－171.

[29] Spiewankiewicz B, Stelmachow J, Sawicki W, et al. The effectiveness of hysteroscopic polypectomy in cases of female infertility. Clin Exp Obstet Gynecol. 2003；30：23－25.

[30] Shokeir TA, Shalan HM, El-Shafei MM. Significance of endometrial polyps detected hysteroscopically in eumenorrheic infertile women. J Obstet Gynaecol Res. 2004；30：84－89.

[31] Devi Wold AS, Pham N, Arici A. Anatomic factors in recurrent pregnancy loss. Semin Reprod Med. 2006；24：25－32.

[32] Romero R, Espinoza J, Mazor M. Can endometrial infection/inflammation explain implantation failure, spontaneous abortion, and preterm birth after in vitro fertilization? Fertil Steril. 2004；82：799－804.

[33] Feghali J, Bakar J, Mayenga JM, et al. Systematic hysteroscopy prior to in vitro fertilization. Gynecol Obstet Fertil. 2003；31：127－131.

[34] Varma TR. Genital tuberculosis and subsequent fertility. Int J Gynaecol Obstet. 1991；35：1－11.

[35] Kodaman PH, Arici A. Intrauterine adhesions and fertility outcome：how to optimize success? Curr Opin Obstet Gynecol. 2007；19(3)：207－214.

[36] Garbin O, Ziane A, Castaigne V, et al. Do hysteroscopic metroplasties really improvereproductive outcome? Gynecol Obstet Fertil. 2006；34(9)：

813 - 818.

[37] Mollo A, De Franciscis P, Colacurci N, et al. Hysteroscopic resection of the septum improves the pregnancy rate of women with unexplained infertility: a prospective controlled trial. Fertil Steril. 2009; 91(6): 2628 - 2631.

[38] Taylor E, Gomel V. The uterus and fertility. Fertil Steril. 2008; 89 (1): 1 - 16.

[39] Bosteels J, Weyers S, Puttemans P, et al. The effectiveness of hysteroscopy in improving pregnancy rates in subfertile women without other gynaecological symptoms: a systematic review. Hum Reprod Update. 2010; 16: 1 - 11.

[40] El-Toukhy T, Sunkara SK, Coomarasamy A, et al. Outpatient hysteroscopy and subsequent IVF cycle outcome: a systematic review and meta-analysis. Reprod Biomed Online. 2008; 16: 712 - 719.

[41] Nastri CO, Lensen SF, Gibreel A, et al. Endometrial injury in women undergoing assisted reproductive techniques. Cochrane Database Syst Rev. 2015; 3: CD009517.

[42] Pundir J, Pundir V, Omanwa K, et al. Hysteroscopy prior to the first IVF cycle: a systematic review and meta-analysis. Reprod Biomed Online. 2014; 28: 151 - 161.

[43] Dhulkotia J, Coughlan C, Li TC, et al. Effect of endometrial injury on subsequent pregnancy rates in women undergoing IVF after previous implantation failure: systematic review and meta-analysis. BJOG. 2012; 119: 132 - 133.

[44] El-Toukhy T, Sunkara S, Khalaf Y. Local endometrial injury and IVF outcome: a systematic review and meta-analysis. Reprod Biomed Online. 2012; 25: 345 - 354.

[45] Potdar N, Gelbaya T, Nardo LG. Endometrial injury to overcome recurrent embryo implantation failure: a systematic review and meta-analysis. Reprod Biomed Online. 2012; 25: 561 - 571.

[46] Li R, Hao G. Local injury to the endometrium: its effect on implantation. Cur Opin. Obstet Gynecol. 2009; 21: 236 - 239.

[47] Haider S, Knöfler M. Human tumor necrosis factor: physiological and pathological roles in placenta and endometrium. Placenta. 2009; 30: 111 - 123.

[48] Gnainsky Y, Granot I, Aldo PB, et al. Local injury of the endometrium induces an inflammatory response that promotes successful implantation. Fertil Steril. 2010; 94: 2030 - 2036.

[49] Díaz-Gimeno P, Horcajadas JA, Martínez-Conejero JA, Esteban FJ, Alama P, Pellicer A, et al. A genomic diagnostic tool for human endometrial receptivity based on the transcriptomic signature. Fertil Steril. 2011; 95:

50 - 60.

[50] Díaz-Gimeno P, Ruiz-Alonso M, Blesa D, et al. The accuracy and reproducibility of the endometrial receptivity array is superior to histological dating as diagnostic method for the endometrial factor. Fertil Steril. 2013; 99: 508 - 517.

[51] Kilani Z. Live birth after hysteroscopic-guided embryo transfer: a case report. Fertil Steril. 2009; 91: 2733.e1 - 2.

[52] Abou-Setta AM, Al-Inany HG, Mansour RT, et al. Effectiveness of hysteroscopic embryo transfer: a systematic review and meta-analysis with an indirect comparison of randomized trials. Fertil Steril. 2005; 84: S363.

[53] Strandell A, Lindhard A, Waldenström U, et al. Hydrosalpinx and IVF outcome: a prospective, randomized multicentre trial in Scandinavia on salpingectomy prior to IVF. Hum Reprod. 1999; 14(11): 2762 - 2769.

[54] Darwish AM, El Saman AM. Is there a role for hysteroscopic tubal occlusion of functionless hydrosalpinges prior to IVF/ICSI in modern practice. Acta Obstet Gynecol Scand. 2007; 86(12): 1484 - 1489.

[55] VisserDS, Fourie F, Kruger HF. Multiple attempts at embryo transfer: effect on pregnancy outcome in an in vitro fertilization and embryo transfer program. J Assist Reprod Genet. 1993; 10: 37 - 43.

[56] Noyes N. Hysteroscopic cervical canal shaving: a new therapy for cervical stenosis before embryo transfer in patients undergoing in vitro fertilization. Fertil Steril. 1999; 71: 965 - 966.

[57] Mahajan N, Gupta I. Use of Versapoint to refashion the cervical canal to overcome unusually difficult embryo transfers and improve in-vitro fertilization-embryo transfer outcome: a case series. J Hum Reprod Sci. 2011; 4(1): 12 - 16.

宫腔镜检查在输卵管疾病中的应用 10

10.1 概述

输卵管疾病是导致不孕的重要原因之一,占女性不孕原因的 25%~35%[1]。输卵管在配子的机械性运输和早期妊娠维持中发挥着重要作用。良好的输卵管功能包括正常的解剖结构(输卵管通畅、管周无粘连)和生理功能(协调的神经肌肉活动,纤毛功能和内分泌物正常)。因此,输卵管因素不孕可能是由于解剖学改变(狭窄)或生理功能异常(输卵管内黏膜或肌层的变化)而引起的。

根据输卵管解剖特性,输卵管的阻塞或异常可分为近端、中部、远端及三者的结合部阻塞。

输卵管病变中,可通过宫腔镜治疗的是由碎片、黏液栓或血栓引起的近端输卵管阻塞,有时也可排除由输卵管痉挛造成的类似于输卵管阻塞和输卵管伞端积水伴阻塞(图 10-1)。

但输卵管中段阻塞通常是由于 PID/手术介入或先天性纤维化所致,不适合宫腔镜治疗。

10.2 输卵管近端疾病的宫腔镜检查

子宫输卵管造影(HSG)被认为是评估输卵管通畅性的首选检查。HSG 的阴性预测值可达>97%,但对阻塞的阳性预测值较低,仅为 50%~85%[2]。应当注意宫角痉挛引起的假性阻塞,这种情况可能由黏液栓、碎片、血凝块等阻塞或输卵管炎症引起,但继发于 PID 或生殖器结核而引起的继发性纤维化则会造成真性阻塞。

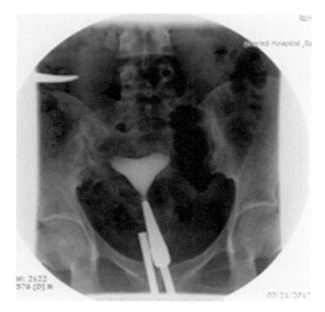

图 10 - 1　HSG 显示 B/L 宫角阻塞

（图片提供：Department of Radiology，Bharati Hospital，BVUMC，Pune）

HSG 显示宫角阻塞时，可行宫腔镜治疗。除真性阻塞，其他情况都可通过宫腔镜下输卵管插管以使输卵管恢复畅通。

10.2.1　宫腔镜下输卵管插管的指征

HSG 或超声下子宫输卵管造影（HyCoSy）显示存在单侧或双侧宫角阻塞（图 10 - 1），且没有其他 IVF 指征或患者不愿意接受 IVF 时，可尝试宫腔镜下输卵管插管。

通常宫腔镜下输卵管插管与腹腔镜检查同时进行，可通过观察是否有液体溢出来判断输卵管的通畅性。

10.2.2　禁忌证

（1）活动性盆腔感染，包括活动期盆腔结核。

（2）行体外受精/胞浆内单精子注射（IVF/ICSI）的患者如有少弱畸形精子症（OATS）、卵巢储备减少或有遗传病等指征，愿意接受植入前遗传诊断/筛查(PGD/PGS)时,不宜行输卵管插管。

(3)输卵管情况差或腹腔镜检查发现输卵管或卵巢肿块时,不宜行输卵管插管。

(4)腹腔镜检查已明确输卵管有多个部位狭窄。

10.2.3 操作步骤

10.2.3.1 器械

(1)有操作通道的宫腔镜,优选30°视角。

(2)具有足够柔韧性和适当直径的管状导管都可用于插管。目前有多种导管/插管系统可供选择,包括输尿管导管、血管成形术导管、硬膜外导管、婴儿喂食管、胚胎移植导管、特殊同轴导管如 Novy(Cook),Terumo 导丝等。

特殊插管的选择取决于个人习惯、成本和实用性。虽然同轴导管系统更安全且易操作,但成本较高,尚未广泛使用。最简单和最经济的插管系统是带或不带导丝的输尿管导管(图 10-2),理论上输卵管穿孔的风险可能比同轴系统略高,但它更便宜、常见。

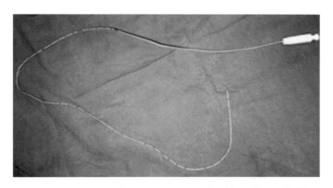

图 10-2 可使用直径 3.5~5 mm 输尿管导管进行插管

(3)生理盐水灌注系统,宫腔镜,腹腔镜相关器械。

10.2.3.2 操作技术

可以先行腹腔镜检查了解输卵管阻塞是否确实存在,因为 25%~50%的阻塞是由于输卵管痉挛而发生的假性阻塞,无须干预。腹腔镜同时可排除宫腔镜的禁忌证如输卵管情况差、多发性狭窄和积水等。此外,还可以检查宫腔镜治疗的效果。

输卵管插管之前,应使用稀释的亚甲蓝/靛蓝胭脂红染料检测输卵管通畅性,以免造成子宫内膜深染和后续检查时镜下视野模糊。宫角阻塞一旦确定且明确输卵管的自然健康状态,可继续向宫角内插入导管。

输卵管插管之前,应熟悉宫腔镜检查步骤和输卵管解剖。通常,输卵管口被认为是宫角两侧有锐边的膜性环状开口,是可见的。若有任何明显病理阻塞开口及阻碍染料流动(如小息肉或膜性粘连),应将阻塞物取出,继续插管之前再次测试输卵管通畅性,此时有可能不再需要插管。

一旦确认宫角处阻塞,可继续插管。

将30°宫腔镜聚焦于一个开口处,并使其保持在聚焦图像的中心。缓慢推动导管(作者优选使用带或不带导丝的输尿管导管,价格便宜且容易获得)穿过开口0.5~2 cm直至遇到通道阻力(图10-3)。确认导管位置在输卵管中后,可推动染料并通过腹腔镜或其他方式

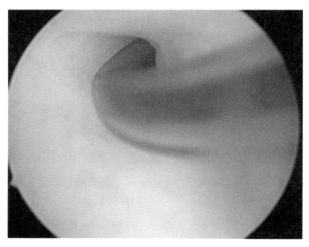

图 10-3　宫腔镜下输卵管插管
(图片来源:Dr.Parag Hitnalikar)

检查确认是否溢出。因黏液栓/碎片/血凝块而产生的软组织块,应只通过染料压力清除。如果没有,将导管移出以保持输卵管的通畅。最常见错误是用力过度而导致输卵管穿孔。

同轴导管情况略有不同,但与医疗领域中其他同轴系统的使用相似。同轴系统由导丝、内导管和外导管组成。首先,将导丝装入内导管中,然后将内导管装入外导管中。将全套插管装入宫腔镜的手术通道。一旦开口处进入视野中心则推动外导管,并与开口处的子宫输卵管角度相适应。将导丝和内导管推进入口 2~3 cm,一旦在插管间隙部分确认位置,移除导丝,固定内导管和外导管,以避免其意外抽出,并通过内导管注入染料来检查输卵管通畅性。该系统是输卵管插管的理想选择,但该套件昂贵且非常精细,无法广泛应用。

10.2.3.3 并发症

除了宫腔镜手术中可能发生的麻醉并发症和非特异性并发症如出血、感染、周围器官损伤等之外,输卵管插管手术特有的并发症是输卵管穿孔。输卵管穿孔的发生率取决于手术难易程度和阻塞物情况,最重要的是操作者的技能,发生率为 0~7%[3]。穿孔最常见的原因是过度用力来对抗宫腔阻力或导管方向错误。当遇到阻力时,可以停止用力,因为通常阻力意味着纤维化引起的不可逆阻塞。穿孔大多无须任何特殊治疗即可自发愈合。出血过多时,可通过腹腔镜使用抓钳来施压止血。术后输卵管妊娠的风险为 0~10%,同时也取决于输卵管整体情况[5,7]。

10.2.4 结论

(1)检测输卵管通畅度的成功率:37%~80%,随阻塞原因而变化,不同情况可能不同[3-6]。

(2)输卵管通畅情况下妊娠率:20%~73%,取决于输卵管通畅以外的多种因素[3,5,7,8]。

(3)在单侧或双侧宫腔镜下输卵管插管成功后,自然受孕或氯米芬诱导怀孕的平均时间约 10.5~16.2 个月[6,8]。

（4）疗效持久性：1 年内再阻塞的可能性为 25%（非妊娠女性为 67%）[7]。大部分妊娠发生在输卵管插管成功后的前 6 个月内,少数妊娠也可能发生在插管后 24 个月。

（5）异位妊娠率取决于输卵管的总体状况,为 0~10%[5,7]。

（6）目前尚无任何宫腔镜下输卵管插管与 IVF 费用比较的研究。

10.3 输卵管远端疾病的宫腔镜检查

10.3.1 输卵管积水宫腔镜检查

输卵管积水（图 10-4）对自然受孕和体外受精—胚胎移植都会产生不利影响,但输卵管积水如何降低生育力的具体机制目前尚不清楚。输卵管积水由于营养缺乏且高活性氧（ROS）水平而有一定的

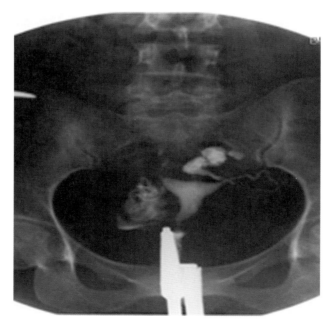

图 10-4 HSG 输卵管积水
（图片提供：Department of Radiology, Bharati Hospital, BVUMC, Pune）

胚胎毒性,改变宫内膜容受性,甚至且通过机械作用影响女性生育力。IVF之前通过切除输卵管来增加生育力的初步研究获得了较好结果。由于输卵管切除术可能会减少卵巢血液供应和卵巢储备,因此进行子宫输卵管分离(输卵管夹闭)的非根治性手术,取得了同样良好的效果,且对卵巢血供无影响。

同样的理念,可以尝试阻塞近端输卵管,以模拟不需腹腔镜的输卵管切除。宫腔镜下可通过使用单极/双极电流[9]、微栓子、硅塞或Essure器械进行输卵管口堵塞。

下列情况下,可对不孕妇女进行宫腔镜下输卵管栓堵术:

(1)由于麻醉/手术风险无法行腹腔镜检查。

(2)输卵管周围有致密粘连,腹腔镜手术无法进行夹闭/输卵管切除术。

(3)患者拒绝行腹腔镜检查。

Hong-Chu Bao等[9]使用40~60 W的单极电流和3 mm的滚球,持续5~10秒以烧灼并阻断积水一侧的输卵管开口。尽管接受该手术的10名患者没有出现并发症的报告,新手外科医生不建议进行类似操作,有可能会造成子宫角、输卵管及子宫的穿孔和热损伤,甚至会累及输卵管或膀胱。

10.3.2 宫腔镜下放置 Essure

Essure(图10-5)作为一种绝育方法被引入,并于2002年获得FDA批准。它通过阻断输卵管宫角末端来防止妊娠。理论上在IVF-ET之前治疗输卵管积水是可行的,但一直以来担心子宫腔内突出的线圈会阻碍胚胎的植入或导致流产[10]。2005年,Rosenfield等[11]首次报道了一名存在输卵管积水和广泛盆腔粘连的肥胖女性(体重指数>50,kg/m^2)在IVF-ET前使用Essure后成功怀孕并获得活产的病例,此后,出现多个在IVF-ET之前使用Essure治疗输卵管积水的成功病例。

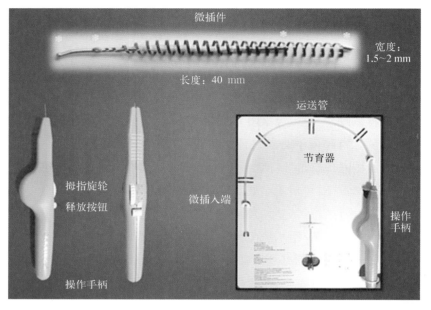

图 10 - 5 Essure 器械

（图片来源：不可逆输卵管阻塞避孕装置 Essure；EPOS™；ECR 2014/C - 0576；经 Javier Azpeitia Armán 许可转载）[16]

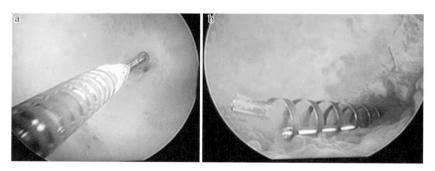

**图 10 - 6 放置前(a)和放置后(b)在管腔内使用
5 个弹簧圈进行牵引的 Essure 器械**

（来源：Essure 不可逆输卵管阻塞避孕器械的影像学结果和患者评价；EPOS™；ECR 2014/C - 0576；经 Javier Azpeitia Armán 许可转载）[16]

10.3.3 Essure 放置

Essure 放置可在门诊进行操作（图 10 - 6）。签署书面知情同意书并排除禁忌证(活动性盆腔感染、妊娠、镍过敏、已知子宫腔异常导致无法显示开口的患者)后,患者取膀胱截石位,双合诊检查,消毒铺巾,必要时扩张宫颈。

置入阴道窥器以协助固定宫颈,应用直径 4～5.5 mm、角度为 15°/30°的宫腔镜。整个子宫腔和两个输卵管开口都是可见的,以确保手术可行。将镜头旋转 45°,其中一个开口即可进入视野中心。

一旦开口进入视野中心,则通过操作通道将 Essure 导管推进开口,直至在开口处看到黑色定位标记。旋转并向后滚动手柄指轮,至达到硬止动器,可以看到金色带。完成后,按下指轮上的按钮并向后滚动,分离插件,使其在输卵管内扩张。3～8 个弹簧圈拖入子宫腔内即表明 Essure 器械成功置入。如有同样指征,在另一侧输卵管重复该程序。3 个月后进行 HSG,验证放置位置并确认阻塞。

如果出现以下情况,需要终止操作:

(1)单个或两个开口,或输卵管积水一侧的开口不可见。
(2)放置过程中阻力很大(可能是放错管道,易造成穿孔)。
(3)单个输卵管操作超过 10 分钟仍不能完成时。

10.3.4 Essure 置入并发症

除了麻醉并发症、液体超负荷和器械使用不当引起的不适/疼痛以外的其他可能并发症,包括输卵管/子宫穿孔、输卵管阻塞失败(常见于免疫抑制患者)以及对 Essure 中所用材料的过敏反应。扩张器等导致的轻微穿孔如果没有过度出血,一般不会造成不良后果。如果器械移位到腹腔内,则需要进行腹腔镜/开腹手术取出。其他并发症的处理在本书的其他章节进行了详细讨论。

10.3.5 临床实践的证据和建议

目前还没有使用 Essure 治疗单侧输卵管积水以提高生育力的研究。有多个关于在 IVF－ET 前使用 Essure 治疗输卵管积水的病例报告。P Arora 等[12]在一篇系统性综述中进行了总结,尽管缺乏来自随机试验的证据,但是其仍认为 Essure 是治疗输卵管积水的有效选择。Barbosa[13]的系统性综述则认为胚胎移植前放置 Essure 治疗输卵管积水后流产率升高。

目前还没有详细的病例研究和荟萃分析(到目前为止,尚未获得来自 RCT 的可靠证据以形成明确的指南),但仍可得出以下结论:

(1)在单侧或双侧输卵管积水的情况下,腹腔镜下输卵管结扎/输卵管切除应成为自然受孕或通过 IVF - ET 改善生育力的首选。

(2)当存在腹腔镜检查禁忌症,盆腔致密粘连无法行腹腔镜检查或患者拒绝行腹腔镜检查时,应提供宫腔镜检查的选择。

(3)与腹腔镜治疗相比,进行宫腔镜下 Essure 置入时,应当注意是否会导致流产率升高,同时需要考虑到 Essure 置入的其他优点与缺点。

10.3.6 通过宫腔镜治疗输卵管积水的其他方法

除了 Essure 之外,另一种可用于治疗输卵管积水的宫腔镜下绝育方法是 Adiana。它在输卵管内使用双极射频能量,然后插入不可吸收的生物相容性硅氧烷弹性体聚合物基质以促使瘢痕形成。但由于目前仅有一篇关于其用于治疗输卵管积水的报道,因此本章不再详细说明。

10.4 宫腔镜下输卵管评估:输卵管镜检查

输卵管镜是通过一个显微内窥镜观察输卵管。同轴导管系统可通过宫腔镜检查完成,而在线性外翻系统下无须通过宫腔镜/腹腔镜完成。对不孕妇女进行输卵管镜检查的主要目的是诊断和治疗细微的输卵管异常如粘连不牢固和清除碎片/血凝块,诊断痉挛引起的假性阻塞,并观察输卵管内皮的健康状况以进行预后判断。Rimbach[14]等在一项大型国际中心研究中发现只有<57%的病例可能对输卵管进行全面评估,同时随着 IVF/ICSI 的出现和 ART 手术成功率的提

高,对这种侵入性操作一直存在争议,其具体效果尚不明确。

10.5　宫腔镜在辅助腹腔镜手术中的新型应用——输卵管再通(不孕症的逆转)

输卵管绝育手术是世界范围内最有效的永久性避孕方法[15]。如果术后后悔、孩子去世/残疾或再婚,则可能需对绝育状态进行逆转。历史上,开腹复通是首选手术。随着腹腔镜手术的进步、技术的提高以及腹腔镜显微手术工具的可用性,使用腹腔镜进行绝育逆转越来越受欢迎。

虽然关于腹腔镜下输卵管绝育逆转手术的适应证、禁忌证和益处的详细讨论不属于本章的范围,但仍可归纳如下:

适应证:接受过输卵管绝育手术的女性希望再次受孕。无手术禁忌证。

禁忌证:若合并以下情况选择 IVF‑ET 助孕可能获益更多,例如合并男性因素不育、绝育手术中进行输卵管切除术/输卵管伞部切除术、卵巢储备不良、输卵管情况差、最终估计输卵管长度<3~4 cm、广泛的盆腔粘连,以及与手术/妊娠相关的并发症。

腹腔镜输卵管再通的优点:与开放手术相比,美观效果更好,术后粘连更少(由组织处理、牵引器、Mops 等损伤导致),可以遵循显微外科手术的所有原则如放大、组织处理和灌洗等,由于可以通过监视器看到手术现场情况,也能更好地培训住院医师。

虽然腹腔镜下进行绝育输卵管逆转手术具有优势,但它的技术挑战性较大。在不对输卵管造成过度创伤的情况下进行腔内缝合仍然是手术瓶颈。为简化腔内缝合的工作,我们提出了宫腔镜输卵管插管系统的创新性使用(通过开口插入导管并通过再通部位穿过输卵管伞端)。它确保了输卵管的稳定性,同时可处理多个部位的阻塞,还可避免再通部位的旋转错位。作者自己也尝试了这个操作,虽然额外的宫腔镜检查和插管增加了时间,但同时也降低了腔内缝合的难度,并减少了腔内缝合所需的时间。建议进行 RCT 研究以了解该项创新在缩短手术时间、降低手术难度方面的可用性,并了解术后对妊娠率的影响。

结 论

1. 近端输卵管阻塞原因常是由碎片/黏液栓/血凝块造成的假性输卵管阻塞,可行宫腔镜下输卵管插管治疗,以实现输卵管的通畅。

2. 患有严重输卵管积水不适合进行腹腔镜治疗的女性,可在宫腔镜下置入 Essure 器械以提高生育力。

3. 腹腔镜下输卵管绝育逆转术中通过宫腔镜辅助输卵管插管可降低内缝合难度,此操作需要更多的 RCT 研究进一步评价。

(罗颖鎏 张少娣 译 张翠莲 校)

参考文献

[1] Honoré GM, AEC H, Schenken RS. Pathophysiology and management of proximal tubal blockage. Fertil Steril. 1999; 71(5): 785 – 795.

[2] Das S, Nardo LG, Seif MW. Proximal tubal disease: the place for tubal cannulation. Reprod Biomed Online. 2007; 15: 383 – 388.

[3] Mohapatra P, Swain S, Pati T. Hysteroscopic tubal cannulation: our experience. J Obstet Gynecol Ind. 2004; 54(5): 498 – 499.

[4] Mekaru K, Yagi C, Asato K, et al. Hysteroscopic tubal catheterization under laparoscopy for proximal tubal obstruction. Arch Gynecol Obstet. 2011; 284: 1573.

[5] Maikis R, Anderson TL, Daniell JF. Hysteroscopic tubal cannulation: long-term results. Gynaecol Endosc. 2000; 9(6): 397 – 400.

[6] Chung JP, Haines CJ, Kong GW. Long term reproductive outcome after hysteroscopic proxi-mal tubal cannulation an outcome analysis. Aust N Z J Obstet Gynaecol. 2012; 52(5): 470 – 475.

[7] Kamalini D, Nagel Theodore C, Malo John W. Hysteroscopic cannulation for proximal tubal obstruction: a change for the better? Fertil Steril. 1995; 63(5): 1009 – 1015.

[8] Al-Jaroudi D, Herba MJ, Tulandi T. Reproductive performance after selective tubal catheter-ization. J Minim Invasive Gynecol. 2005; 12(2): 150 – 152.

[9] Bao H-C, Wang M-M, Wang X-R, et al. Clinical application of opera-tive hysteroscopy in treatment of complex hydrosalpinx prior to IVF. Iran J Reprod

Med. 2015；13(5)：311－316.

[10] Practice Committee of ASRM. Role of tubal surgery in the era of assisted reproductive tech-nology：a committee opinion. Fertil Steril. 2015；103(6)：e37－43.

[11] Rosenfield RB，Stones RE，Coates A，et al. Proximal occlusion of hydrosal-pinx by hysteroscopic placement of microinsert before in vitro fertilization-embryo transfer. Fertil Steril. 2005；83：1547－1550.

[12] Arora P，Arora RS，Cahill D. Essure for management of hydrosalpinx prior to in vitro fertiliza-tion—a systematic review and pooled analysis. BJOG. 2014；121：527－536.

[13] Barbosa MW，Sotiriadis A，Papatheodorou SI，et al. High mis-carriage rate in women treated with Essure for hydrosalpinx before embryo transfer：a system-atic review and meta-analysis. Ultrasound Obstet Gynecol. 2016；48(5)：556－565.

[14] Stefan R，Gunther B，Diethelm W. Technical results of falloposcopy for infertility diagnosis in a large multicentre study. Hum Reprod. 2001；16(5)：925－930.

[15] http：// www. un. org/en/development/desa/population/publications/pdf/family/worldContracep-tivePatternsWallChart2013. pdf. Accessed on 16 Jun 2017.

宫腔镜在子宫内膜结核中的应用 11

英语缩写	汉语全称
AFB	耐酸杆菌
ATT	抗结核治疗
ART	辅助生殖技术
FGTB	女性生殖器结核
GTB	生殖器结核
HSG	子宫输卵管造影
IVF	体外受精
MTB	结核分枝杆菌
NTM	非结核分枝杆菌
PCR	聚合酶链反应
RIF	反复种植失败
SSG	超声下输卵管造影
TB	结核(病)
USG	超声检查法
WHO	世界卫生组织

11.1 概述

结核(TB)作为一种古老的疾病,一直是一个全球性的健康问题。2015 年,全球估计有 1 040 万新诊断的结核病例,其中男性为 590 万 (56%),女性为 350 万(34%),儿童为 100 万(10%),印度、印度尼西亚、中国、尼日利亚、巴基斯坦和南非六个国家发病率最高,占新发病例的 60%。不过,结核病死亡人数和发病率在全球范围内呈持续下降的趋势,到2020年,年下降率需要提高至4%～5%,以达到世界卫生组织旨在2030年结束结核病流行的结核病战略第一个里程碑[1]。

结核是由分枝杆菌属的芽孢杆菌引起的传染病,最常见的是结核分枝杆菌,而其他的病原菌是牛分枝杆菌或非洲分枝杆菌等。结核感染的主要部位是肺,但它可以影响身体里的任何器官。感染结核病的人可能出现相应症状和体征(临床结核病),或潜伏、亚临床结核表现。活动性结核的发展取决于宿主的免疫状态,在大多数具有良好免疫力的患者中,感染会被机体清除或在处于休眠状态的感染细菌周围建立防御性屏障。这种情况被称为潜伏性结核,机体处于非病状态,无传染性,但每当身体的免疫机制受到抑制时,会表现在肺部(肺结核)或扩散到身体的其他部位(肺外结核)。实际上结核病可能涉及体内任何器官系统,但肺外结核最常见的部位是淋巴结、胸膜、腹部、骨骼和关节、脊髓、脑和脑膜和泌尿生殖道。肺外结核占报告病例的20%～25%。结核主要影响育龄期人群,但是所有年龄段均是高危人群。总体而言,在感染结核的人群中,有5%～15%的人群将在其一生中发展为结核病[1]。

11.2 女性生殖器结核

1744年,Morgagni首次报道了生殖器结核。生殖器结核大多继发于身体其他部位的活动性结核感染,最常见的是肺部。从原发性感染发展到生殖器结核的潜伏期相当长(5～8年)。结核的播散可为血源性(最常见)、淋巴管,或直接从相邻的腹腔经输卵管传播。在发达国家,不孕症女性中的结核病发病率为1%～2%,但在印度等发展中国家,结核发病率要高得多(3%～16%)[2]。生殖器结核是导致年轻女性不孕的重要原因之一。

女性生殖器结核累及部位及其发生顺序[3]:

- 90%～100%病例首先波及输卵管。
- 50%～80%的子宫结核病主要累及子宫内膜,偶尔为子宫肌层。

- 卵巢占 20% ~ 30%。
- 宫颈占 5% ~ 15%。
- 外阴和阴道占 1% ~ 2%。

女性通常在育龄(20~40 岁)期受到影响。生殖器结核的临床表现因受累部位而异。最常见的症状是输卵管梗阻导致不孕,而慢性盆腔疼痛、月经改变或盆腔肿块也是常见的,10% ~ 15% 的女性可能无明显症状[3]。

子宫内膜结核

子宫结核通常继发于输卵管结核。子宫表面可能看起来完全正常,或在盆腔中出现结核结节,子宫肌层脓肿非常罕见。子宫结核最常见的表现是结核性子宫内膜炎,是一种慢性感染性炎症。在一项对 230 名不孕患者研究中,发现 3.9% 的患者有结核性子宫内膜炎[4]。

子宫内膜结核的临床表现因子宫内膜感染的持续时间而不同。早期损伤的子宫内膜随月经而脱落,但随着对子宫内膜基底层的波及,再生过程停止,导致其萎缩、瘢痕、纤维化和粘连的形成,最终使宫腔变形。因此,可能表现为月经过多、月经过少、月经周期延长和继发性闭经。子宫内膜结核中偶尔可表现为青春期痛经和绝经后出血。虽然宫腔积脓现在非常罕见,但可见于绝经后因宫颈狭窄致宫腔内有干酪样物质积存的患者。

Steinsickin 首次报道了子宫内膜结核与不孕的相关性[4]。不孕主要是由于输卵管梗阻引起的,但子宫内膜偏薄、宫腔粘连和卵巢功能下降也是主要原因。生殖器结核伴随的胚胎种植标记物的改变、胞饮突发育不良、子宫内膜下血流减少和非容受性子宫内膜可能导致 IVF 周期的种植失败。与生育力正常的对照组相比,植入窗口期子宫内膜免疫组化染色显示生殖结核不孕者的 αvβ3 整合素、E -钙粘蛋白、L -选择素、MECA - 79、LIF、MUC - 1 和其他生化标记物的表达均降低[5]。结核还可通过激活抗磷脂抗体和产生促凝酶来改变免疫状态,引起血管血栓形成。

11.3 诊断

早期生殖器结核的诊断对于远期生育力的影响意义重大。临床表现可能多种多样,检查图像结果可能因疾病的不同阶段而不同,因此,特别是在结核病流行的国家需要增加筛查力度。

11.3.1 超声

生殖器结核在二维超声可表现为附件肿块、积水、子宫内膜薄而不规则、宫腔内有液体等。超声输卵管造影有助于诊断宫腔情况。三维超声可以清晰地描述粘连的程度。彩色多普勒检查有助于明确子宫内膜和内膜下血流。

11.3.2 子宫输卵管造影(HSG)

由于存在感染扩散的风险,对于已知的生殖器结核者禁忌行子宫输卵管造影检查。但是,不孕症患者在进行 HSG 检查时,发现生殖器结核可能是非特异性的。最常见的表现是单侧或双侧输卵管阻塞、输卵管积水、输卵管串珠样改变、钙化、静脉或淋巴管内侵入,以及宫腔内充盈缺损、轮廓不规则等。在某些情况下,可以看到一个闭塞的、管状或 T 形宫腔[6]。HSG 在检测子宫内膜病变方面的敏感性为 75%～80%,特异性为 50%～60%。由于黏液、气泡、血液或碎片可能导致充盈缺损等,假阳性率较高。

11.3.3 宫腔镜诊断

宫腔镜下直视检查是诊断宫内病变的金标准,敏感性和特异性均为 100%。在早期的生殖结核病例中,子宫内膜未受影响或亚临床感染,宫腔的形状和大小可能正常,双侧输卵管开口明显可见[7]。随着疾病的发展,宫腔镜表现的变化见图 11 - 1～图 11 - 6)[8]:

（1）宫颈内口处的纤维带可能导致扩张困难。严重者可能出现宫颈狭窄。

（2）子宫内膜在疾病的不同阶段可能表现为充血或苍白、蓬松或萎缩。

（3）浅表性局部溃疡[9]及结节引起的不规则白色斑点或钙化灶很常见。随着疾病的不断进展可表现为干酪化。在结核性子宫内膜炎中有发现微小息肉的报道[10]。

（4）宫底或输卵管开口周围纤维化。

（5）输卵管口：输卵管内膜皱褶苍白，伴瘢痕化。在液体宫腔镜检查中，输卵管口无法表现正常的开合运动。在疾病后期，单个或两个开口可能完全闭塞。

（6）宫腔可能变小、萎缩、不规则、管状或完全纤维化。

（7）宫腔粘连（Asherman 综合征）：生殖器结核是引起宫腔粘连的重要原因之一，约占 4%[11]。生殖器结核导致的粘连总体上是质脆的，与周围的子宫内膜相似，或是密集的，呈白色较厚的外观。早期粘连呈孤立的条带，在疾病后期粘连会逐步扩散，并部分或完全地阻塞宫腔。根据位置不同，粘连可能位于中央、边缘、宫角或宫颈峡部。根据成分，粘连是纤维或纤维肌性的，伴或不伴血管。根据这些标准，宫腔粘连可分为不同等级。印度的一项研究根据欧洲宫腔镜协会（1989 年）进行分级，报道了生殖器结核中不同级别宫腔粘连的发生率，一级为 17.8%，二级为 28.5%，三级为 28.5%，四级为 17.5%[12]。迄今为止，对宫腔粘连提出了各种分类系统，作者遵循美国生育协会（1988）的客观评分系统，该系统具有一定的预测价值（表 11 - 1）[13]。

宫腔镜评分	
1~4	Ⅰ期（轻度）
5~8	Ⅱ期（中度）
9~12	Ⅲ期（重度）

宫腔粘连是不孕症、IVF 周期反复种植失败和产科不良结局(如反复妊娠丢失、早产、严重胎盘粘连)的原因之一。

宫腔镜检查对评价 IVF - ET 助孕患者的宫腔有很大帮助。阴性预测率达 95% 以上。

表 11 - 1　美国生育协会分级 1988[13]

分　　级	程　　度		
累及的宫腔范围	<1/3	1/3~2/3	>2/3
分值	1	2	4
粘连种类	薄	中等厚度	厚
分值	1	2	4
月经形式	正常	量少	闭经
分值	0	2	4

11.3.4　子宫内膜结核的宫腔镜图像

见图 11 - 1~图 11 - 6。

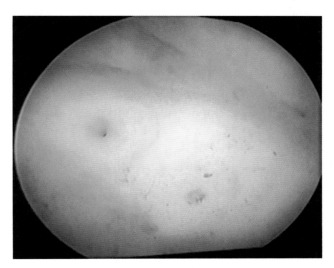

图 11 - 1　内膜苍白

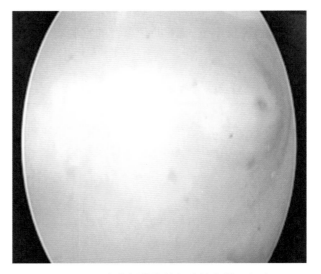

图 11‑2 宫底纤维化伴部分输卵管口闭塞

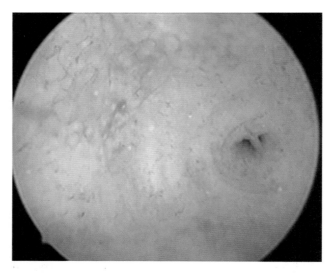

图 11‑3 结核结节
（由 Parag Hitnalikar 医生提供）

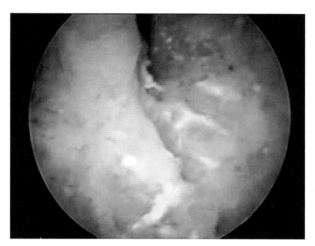

图 11 - 4　钙化沉积物
（由 Osama Shawki 教授和 Yehia 医生提供）

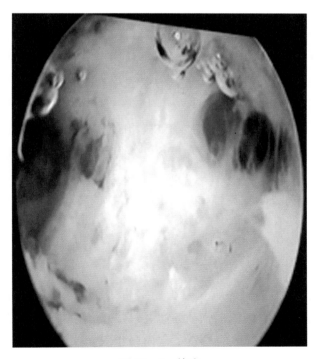

图 11 - 5　粘连

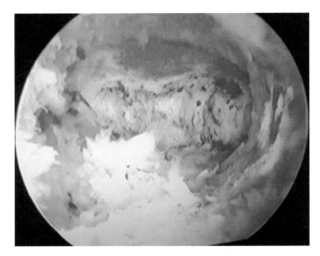

图 11 - 6　粘连

11.3.5　组织病理学

由于只有 50%~80% 的女性生殖器结核波及子宫内膜,所以不可能全部进行组织病理学证实。当感染从输卵管下行播散时,子宫角通常首先被波及。月经前,子宫内膜表层有携带杆菌的结核结节,因此经前子宫内膜抽吸或宫腔镜引导下子宫内膜组织活检可用于 HPE。结核病的病理学表现为上皮样细胞肉芽肿样变伴朗格汉斯巨细胞(图 11 - 7),不过异物反应、放线菌病、结节病、血吸虫病等也有类似的表现。在没有典型肉芽肿或干酪症的情况下,具有如腺体扩张、上皮破坏和炎性淋巴细胞渗出物的特征则提示结核病的存在。

11.3.6　分枝杆菌特异性试验

生殖器结核是一种含菌量少的疾病,因此不一定检测出结核杆菌,可将子宫内膜组织放入生理盐水中进行分枝杆菌特异性试验。在疾病后期,诊刮时可能没有子宫内膜组织。这些试验在检测结核杆菌方面有不同的敏感性和特异性,但阴性试验并不能排除生殖器结核。

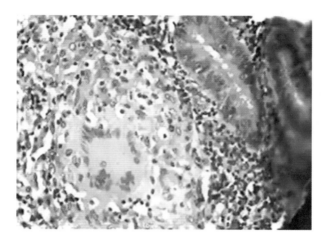

图 11-7　组织病理学显示炎症细胞浸润背景下的上皮样细胞肉芽肿伴朗格汉斯巨细胞(H&E切片,40倍)

（由 Nidhi Gupta 医生提供）

（1）AFB 涂片：Ziehl-Neelsen 或 Auramine-Rhodamine 荧光显微镜染色。AFB 涂片阳性需要 104~105 杆菌/ml。涂片阳性率很低。

（2）AFB 培养：组织培养是诊断结核分枝杆菌感染的金标准。任何样本中都需要 10~100 杆菌/ml 才能诊断。

a）Lowenstein-Jensen 培养基(固体)：6~8 周后可以检测到结核分枝杆菌的生长。灵敏度较低(30%~35%)[14]。

b）AFB 辐射培养(液体)：使用核酸探针和荧光技术。在 10~12 天内得到结果,灵敏度为 80%~90%[14]。

• Bactec 460(Becton Dickinson & Co.)：快速辐射培养系统

• 分枝杆菌生长抑制剂管(MGIT 960)：荧光测定法、全自动和快速培养系统

• BacT/alert 或 BacT alert 3D：比色法、全自动和快速培养系统

（3）核酸扩增试验(NAATs)：通过直接从临床样本中检测结核分枝杆菌的核酸片段,可以快速、特异地诊断结核。

a）DNA 聚合酶链反应：聚合酶链反应针对分枝杆菌 DNA 的不同基因片段,包括 65 kDa 蛋白、IS6110 组分和 MPB64 基因。这是

一种灵敏的检测方法,即使检测 1~10 个杆菌/ml,也能在 1~2 天内得到结果。试验灵敏度大于 90%,特异性 70%~90%。该方法能检测出无活力的杆菌,也能检测到 NTM 感染和污染。假阳性结果是这种方法最大的缺点,因此不能作为诊断的依据。由于临床标本中细菌数量不足或存在 PCR 抑制剂,假阴性也很常见。在印度这样一个地方病流行的国家,健康人应用 DNA - PCR 方法检测结果也可能为阳性。

实时 PCR 对 IS6110 基因具有特异性,可显著降低假阳性率。

基因 Xpert-MTB/RIF 检测是一种新型的半自动卡式 DNA 聚合酶链反应检测方法,具有很高的特异性,可在 2 小时内得出结果。这种方法也可以检测利福平的耐药性。世界卫生组织于 2010 年首次建议使用它,但其在诊断生殖器结核的应用仍在评估中[1]。

b) mRNA 聚合酶链反应:单管套式反转录聚合酶链反应。只检测临床标本中的活生物体,在细菌死亡后,mRNA 迅速降解(平均半衰期为 3 分钟)。因此,样品需要在 2 小时内冷链运输到实验室,这限制了其广泛使用[15]。此外,其在肺外结核中的应用尚未明确。

11.4 治疗

活动性肺结核、经培养证实的生殖器结核或对腹腔镜和宫腔镜检查结果有强烈怀疑者应行抗结核治疗(ATT)。作者不支持对仅仅是 DNA 聚合酶链反应阳性或流行国家的潜伏性结核病患者进行抗结核治疗。

11.4.1 药物治疗

生殖器结核属于 I 类严重的肺外疾病[2]。根据世界卫生组织指南,生殖器结核应接受为期 6 个月的 4 种药物联合治疗,包括:

● 强化期(2HRZE):异烟肼(含吡哆醇)、利福平、吡嗪酰胺和乙胺丁醇治疗 2 个月

● 持续期(4HR)：异烟肼(含吡哆醇)和利福平治疗 4 个月(表 11-2)

表 11-2 成人一线抗结核药物推荐使用剂量

药　物	每日剂量(mg/kg 体重)	每周三次的剂量(mg/kg 体重)
异烟肼	5(4~6)	10(8~12)
利福平	10(8~12)	10(8~12)
吡嗪酰胺	25(20~30)	35(30~40)
乙胺丁醇	15(15~20)	30(25~35)

H,异烟肼;R,利福平;Z,吡嗪酰胺;E,乙胺丁醇

药物治疗的目的是减少细菌数量,杀灭病变部位的细菌。在整个治疗过程中,每日用药是最佳方案[16]。每周给药 3 次[2(HRZE)3/4(HR)3]是另一种选择,前提是对非住院肺结核患者实行全面监督化学治疗(DOTS)。固定剂量组合(FDSs)与单药的疗效相当,患者更易接受。需要注意的是,抗结核药物有多种副作用,一旦用药需要密切监测。患者依从性非常重要,不完全或不规律的治疗导致患者有疾病复发和细菌耐药的风险。

单纯的药物治疗不足以恢复患者的生育能力,除非处于疾病的极早期阶段,因为在这一阶段,卵巢功能、输卵管通畅性和子宫内膜容受性还不受结核感染的后遗症影响。

11.4.2　手术

手术在治疗肺外结核方面的作用有限,主要用于治疗晚期后遗症,如子宫积脓、输卵管卵巢肿块、输卵管积水等。盆腔结核需要进行腹腔镜或开腹手术,但对于子宫内膜结核,建议使用宫腔镜联合抗结核治疗以及辅助生殖技术(ART)。

11.4.2.1　宫腔镜手术治疗子宫内膜结核

由于难以找到合适的手术切入点,子宫腔扩张不良,以及宫腔膨胀困难,宫腔镜手术在治疗生殖器结核时具有技术上的挑战性。子宫穿孔和子宫肌层意外损伤可能导致妊娠时子宫破裂[17]。宫腔镜手

术应在月经干净后立即安排,最好在全身麻醉下进行。在进行生殖器结核手术时,应以保存和重建生育能力为目标。

扩张宫颈内口并通过宫颈的操作可能会分离宫颈管内的粘连。有时粘连过于致密以致在直视下才能分开。在这种情况下,可以借助于阴道镜检查或小直径宫腔镜,或者用微型剪对宫颈管进行修整[18]。适当扩张后可以明视宫腔和宫角区域的内膜,记录子宫内膜的外观,比如苍白、菲薄或瘢痕化。然后聚焦于双侧宫角寻找输卵管开口、纤维化或异常血管。之后检查腔体是否有可疑病变,如溃疡、干酪化、钙化灶或结节。可通过剪刀或活检钳进行病变的靶向活检,进行组织病理学和细菌学检测以诊断子宫内膜结核。在操作过程中可用电灼法止血。手术医师在扩张宫颈口、分离粘连或切除病变时应格外小心,谨防子宫穿孔。

11.4.2.2 粘连分离术

结核病导致的宫腔粘连通常非常紧密和内聚。宫腔镜治疗被认为是治疗宫腔粘连的金标准[19]。可以通过以下操作进行手术:

（1）借助半刚性或刚性宫腔镜剪刀(5 F)进行机械操作。

（2）借助单极电切镜(柯林刀)或双极电切镜(versapoint)。

（3）光纤激光器(Nd-YAG 或二极管)的消融和分解。

轻度粘连能够仅通过宫腔镜来分开,对于密集的纤维粘连,需要使用机械或外科电器械。宫腔镜下粘连分离术在单独章节中已详细描述,但与结核粘连有关的问题会在此说明。

作者建议使用宫腔镜剪刀进行操作,以预防邻近子宫内膜和血管的损伤,降低手术风险。在使用电切镜时,应在尽可能小的电流下选择细电极,并对粘连进行选择性和系统的分割,以避免与周围正常的子宫内膜接触。类似的预防措施也适用于汽化电极的使用。能量器械具有同时止血的优点。该手术目的是恢复宫腔内 70%～90% 的形态,一旦两个输卵管开口显现在同一平面上,则应停止操作。根据粘连的严重程度和宫腔的闭塞程度,手术可以 1 次或者分 2 次完成。

由于使用电刀或激光过度切除致密粘连或热损伤,可导致邻近子宫内膜和/或子宫肌层变薄或变弱,故在生殖器结核的手术中出血和子宫穿孔的风险更高。

11.4.2.3　粘连再形成

生殖器结核复发很常见,尤其是在Ⅲ/Ⅳ级粘连的女性中[20,21]。轻度粘连复发率为 0 ~ 15%,中度粘连为 16% ~ 38%,重度粘连为42%~80%[22]。采取不同的措施以防止再次粘连,如放置宫内分离器以保持原子宫壁分离,或尝试使用 3 ~ 5 ml 生理盐水或惰性宫内装置(如利普环)或充气的儿童 Foley 导管(8 ~ 10 Fr)球囊防止再次粘连。放置宫内分离器时强烈推荐使用广谱抗生素。最近发现使用宫内抗粘连屏障如羊膜移植物或自动交联透明质酸凝胶能够有效地减少粘连复发,但并不增加妊娠或活产率[23]。为了帮助宫腔快速再上皮化,可每日使用戊酸雌二醇 4 ~ 8 mg 或结合雌激素(Premarin)0.625 ~ 5 mg 的雌激素治疗,持续 3 ~ 4 周。然后给予醋酸甲羟孕酮 10 mg,每日 1 次,持续 7 ~ 10 天,停药后撤退出血。在进行妊娠或二次宫腔镜检查前,应连续给予雌激素-黄体酮治疗至少 3 个月。第二次宫腔镜检查应在初次手术 3 ~ 6 个月后进行,以评估宫腔轮廓、子宫内膜再生,并同时对再形成的粘连进行分级。

11.4.2.4　结果

90%以上接受宫腔粘连治疗的女性可以恢复正常月经,但生育结局与疾病严重程度成反比。临床妊娠率为 40% ~ 60%,流产率为15%~20%,活产率为 25%~50%。总之,轻度病变预后较好,粘连越广泛、越厚,预后越差。然而,即使宫腔具有严重瘢痕,也有妊娠成功的案例。

11.4.2.5　困难和并发症

尽管宫腔镜检查通常是一种简单、安全的检查方法,但患有生殖器结核女性的手术难度和并发症发生率更高。宫腔粘连和纤维化、宫颈狭窄和宫腔变形会导致扩张困难、形成假道、子宫穿孔、扩张或暴露宫腔困难、大量出血、结核感染加重,甚至操作无法进行。晚期并发症,如胎盘植入、子宫破裂、产后出血、需要人工取出胎盘或剖宫产切除子宫等,都可能在后续妊娠中发生。

在回顾性分析中,Sharma 等发现生殖器结核女性的并发症发生率明显高于无生殖器结核者(31.31% vs. 3.81%,$P<0.05$)。在对不孕女性的亚组分析中,发现类似的结果(12.12% vs. 2.08%)[24]。

- 宫腔扩张困难:8.08% vs. 0.69%($P=0.02$)
- 宫腔暴露困难:90.9% vs. 1.04%($P=0.03$)
- 出血过多:5.05% vs. 0.35%($P=0.04$)
- 子宫穿孔:8.08% vs. 1.73%($P=0.008$)
- 结核病复发:1.01%($P=0.04$)

考虑到这些风险,作者建议进行全面的术前检查,仔细筛选适合宫腔镜手术治疗的患者。手术时应格外小心,最好由有经验的腹腔镜手术经验的医生,在设备齐全的情况下进行操作,一旦出现并发症及时处理。

11.5 生殖结核的生育结局

患生殖系统结核女性的生育结局与疾病的范围和严重程度有关,但总体并不乐观。疾病早期阶段输卵管轻度损伤,有正常卵巢和子宫内膜功能,其生育潜力与一般人群相当。但随着疾病进展,双侧输卵管损伤,子宫内膜变形,自然受孕的机会极低,即使妊娠也易发生异位妊娠和自然流产。如果宫腔、子宫内膜厚度和子宫内膜容受性不受影响,规范抗结核药物治疗后体外受精(IVF)是这些患者成功受孕的唯一现实的选择。尽管随着外科技术的进步和 IVF 技术的发展,成功受孕的机会增加,但每次移植周期较低的临床妊娠率和活产率仍是限制生殖结核患者受孕的主要因素。不同的作者报道了生殖结核女性 IVF 周期的妊娠率为 9.1% ~ 38.3%,活产率为 16% ~ 40%[25]。

结 论

生殖器结核是一种复杂的疾病,它通过破坏女性的重要生殖器官如输卵管和子宫等多种方式干扰女性的生育。早期诊断和及时治疗可保护生育能力,并防止发生不可修复的并发症。宫腔镜在诊断及治疗疾病方面具有重要作用。尽管宫腔镜下子宫内膜修复率达不到100%,但随着手术技术的进步、防止复发的措施以及辅助生殖技术的应用,越来越多的妇女能够成功妊娠。

(姜月宁 张少娣 译 张翠莲 校)

参考文献

[1] World Health Organization. Global Tuberculosis Control. Global tuberculosis report2016.978241565394_end.pdf.Accessedon 24 Jan 2017. http://www.who.int/tb/publications/global_report/en/. World Health Organization.

[2] WHO. A short update to the 2009 Report. WHO/HTM/TB/2009. 426. Geneva：WHO；2009.

[3] Sharma JB. Tuberculosis and gynecological practice. In：Studd J, Tan SL, Chervenak FA, editors. Current progress in obstetrics and gynecology, vol. 18. Mumbai：Tree Life India；2012. 304－327.

[4] Kajal BP, Anand AS, Trupti VK. Tuberculous endometritis－a worrying recrudescence for infertility. Int J Biol Med Res. 2012；3(2)：1708－1711.

[5] Chakravarty BN. Female genital tuberculosis-diagnostic dilemma, management. In：Chakravarty BN, editor. Clinics in reproductive medicine and assisted reproductive technology, vol. 2. 1st ed. Delhi：CBS；2017. 183－203.

[6] Afzali N, Ahmadi F, Akhbari F. Various hysterosalpingography findings of female genital tuberculosis：a case series. Iran J Reprod Med. 2013；11(6)：519－524.

[7] Sharma JB, Roy KK, Pushparaj M, et al. Hysteroscopic findings in women with primary and secondary infertility due to genital tuberculosis. Int J Gynaecol Obstet. 2009；104(1)：49－52.

[8] Arpitha VJ, Savitha C, Nagarathnamm R. Diagnosis of genital tuberculosis：correlation between polymerase chain reaction positivity and laparoscopic findings. Int J Reprod Contracept Obstet Gynecol. 2016；5（10）：

3425 – 3432.

[9] Xu D, Xue M, Han X. Hysteroscopic images of early-stage endometrial tuberculosis. Gynecol Surg. 2009; 6: 51 – 52.

[10] Scrimin F, Limone A, Wiesenfeld U, et al. Tubercular endometritis visualized as endometrial micropolyps during hysteroscopic procedure. Arch Gynecol Obstet. 2010; 281(6): 1079 – 1080.

[11] Schenker JG, Margalioth EJ. Intrauterine adhesions: an updated appraisal. Fertil Steril.1982; 37: 593 – 610.

[12] Sharma JB, Roy KK, Pushparaj M, Gupta N, et al. Genital tuberculosis: an important cause of Asherman's syndrome in India. Arch Gynecol Obstet. 2008; 277(1): 37 – 41.

[13] The American Fertility Society classifications of adnexal adhesions, distal tubal occlusion, tubal occlusion secondary to tubal ligation, tubal pregnancies, mullerian anomalies and intrauterine adhesions. Fertil Steril. 1988; 49: 944 – 955.

[14] Neonakis IS, Spandidos DA, Petinaki E. Female genital tuberculosis: a review. Scand J Infect Dis. 2011; 43: 564 – 572.

[15] Therese KL, Gayathri R, Dhanurekha LR, et al. Detection of Mycobacterium tuberculosis directly from sputum specimens & phenotypic drug resistance pattern of M. tuberculosis isolates from suspected tuberculosis patients in Chennai. Indian J Med Res. 2012; 135(5): 778 – 782.

[16] NICE guideline Tuberculosis (NG 33). 2016. nice.org.uk/guidance/ng33. Accessed on 24 Jan 2017.

[17] Gürgan T, Yarali H, Urman B, et al. Uterine rupture following hysteroscopic lysis of synechiae due to tuberculosis and uterine perforation. Hum Reprod. 1996; 11(2): 291 – 293.

[18] Suen Michael WH, Bougie O, Singh SS. Hysteroscopic management of a stenotic cervix. Fertil Steril. 2017; 107(6): e19.

[19] Magos A. Hysteroscopic treatment of Asherman's syndrome. Reprod Biomed Online. 2002; 4(Suppl 3): 46 – 51.

[20] Bukulmez O, Yarali H, Gurgan T. Total corporal synechiae due to tuberculosis carry a very poor prognosis following hysteroscopic synechialysis. Hum Reprod. 1999; 14(8): 1960 – 1961.

[21] Bahadur A, Malhotra N, Mittal S, et al. Second-look hysteroscopy after antitubercular treatment in infertile women with genital tuberculosis undergoing in vitro fertilization. Int J Gynaecol Obstet. 2010; 108 (2): 128 – 131.

[22] Yang JH, Chen CD, Chen SU, et al. The influence of the location and extent of intrauterine adhesions on recurrence after hysteroscopic

adhesiolysis. BJOG. 2016; 123(4): 618 - 623.

[23] Bosteels J, Weyers S, Mol BW, et al. Anti-adhesion barrier gels following operative hysteroscopy for treating female infertility: a systematic review and meta-analysis. Gynecol Surg. 2014; 11: 113 - 127.

[24] Sharma JB, Roy KK, Pushparaj M, et al. Increased difficulties and complications encountered during hysteroscopy in women with genital tuberculosis. J Minim Invasive Gynecol. 2011; 18(5): 660 - 665.

[25] Sharma JB. In vitro fertilization and embryo transfer in female genital tuberculosis. IVF Lite. 2015; 2: 14 - 25.

宫腔镜操作的并发症 **12**

12.1 概述

1981 年,毕业于德国基尔大学的外科医生 Kurt Semm 因为实施了一例腹腔镜下阑尾切除术而导致了执业生涯的结束。Semm 因手术理念与当时社会的主流手术操作方式不一致,同时因其理论不符合伦理而遭受非议。在当时的手术操作中,对于手术流程可以有更进一步的改进。为更多人所接受的改进理念是在患者更安全的前提下,使用更先进的手术及信号传输设备。经过多年的不断改进,宫腔镜操作成为创伤轻微,安全性较高的手术之一。宫腔镜操作并发症较少,主要来自膨宫介质、急性损伤和穿孔等。基尔大学经过 2 年的

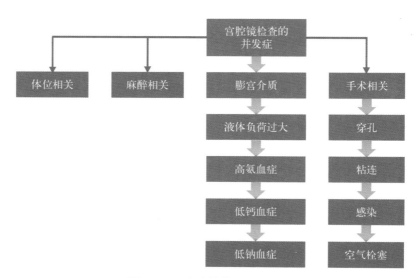

图 12 - 1 宫腔镜检查的并发症

观察实验发现宫腔镜操作中急性损伤的概率为1.65%[1]。其他研究报道的概率为0.28%～5.2%[2,3]。最常见的并发症有假道形成、子宫穿孔和液体超负荷[4,5]。一般情况下,患者对宫腔镜检查的耐受性较好,严重的并发症很少发生。广义来说,并发症可以分为麻醉相关,体位相关,膨宫介质相关及手术自身相关如穿孔、电损伤、感染及粘连等(图12-1)。

12.2　体位相关并发症

宫腔镜检查一般取膀胱截石位,会导致静脉回心血量增加,对于高危患者增加了肺水肿的风险。如果手指不小心放到手术床的空隙有可能发生手指挤压伤,为防止挤压伤推荐用扶手。对于BMI偏低、手术时间超过2小时及抽烟者,腓总神经、坐骨神经及隐神经极易发生神经失用症或者神经损伤[6]。

如果手术时间过长,腿部血液循环受阻,易发生骨筋膜室综合征。对于术后出现小腿部疼痛者要高度怀疑该并发症。手术时间较长时应对膝盖和脚踝进行填充固定,另外把腿从固定架上放下来也是一种预防方法。

12.3　麻醉相关并发症

门诊宫腔镜和诊断性宫腔镜操作一般在宫旁神经阻滞、局部麻醉或者不麻醉状态下操作。将阴道镜检查的方法用于门诊宫腔镜检查,由于可减轻疼痛而比较受青睐。不同检查方法的组合在门诊宫腔镜检查中也取得了较好的效果[7]。

手术性宫腔镜操作可根据手术的复杂程度和手术持续时间采用全身麻醉、硬膜外麻醉及鞘内注射麻醉。局部麻醉时患者保持清醒状态,能够在膨宫液体超负荷早期及时发现并给予处理[8]。本书将在其他章节详细论述麻醉相关的并发症。

12.4 膨宫介质

根据宫腔镜操作的不同选择不同种类的膨宫介质。以下将对膨宫介质进行广义的分类介绍[9]。

1 气态介质

  1.1 二氧化碳

2 液体介质

  2.1 高分子介质

    2.1.1 32%右旋糖酐 70

  2.2 低分子介质

    2.2.1 电解质介质

      （a）生理盐水（NaCl）

      （b）5%和 10%葡萄糖

      （c）4%和 6%右旋糖酐

    2.2.2 非电解质介质

      （a）等张介质：2.2%甘氨酸，5%甘露醇，3%山梨醇

      （b）低张介质：1.5%甘氨酸

12.4.1 气态介质：二氧化碳

气态介质适用于门诊诊断性宫腔镜操作，但由于子宫内膜碎屑和血凝块极易造成视野模糊，一般认为不适合宫腔镜手术操作[10,11]。作为一种诊断性宫腔镜膨宫介质，二氧化碳并不是没有缺点。虽然大量的二氧化碳溶于血液不会造成严重的后果，但当大量二氧化碳随着血液回流至心脏时，有可能发生气体栓塞导致心脏骤停。因此，只有低压的宫腔镜气体输入装置可用于膨宫[12]。Brusco 等的研究发现，生理盐水作为膨宫介质时麻醉药用量更少、疼痛程度更轻[10]。

12.4.2 液体介质

12.4.2.1 高分子介质：葡聚糖

葡聚糖是一种由 32%右旋糖酐 70 溶于 10%葡萄糖形成的高渗性

溶液。由于渗透性较高,当液体负荷达 100 ml 即可造成严重的后果如肺水肿等。有报道发现右旋糖酐 70 引起过敏反应的概率约为 1/821[13]。

右旋糖酐会造成仪器设备的焦糖化,为了防止仪器损伤需要用温盐水进行彻底清洗。因此,其他更方便高效的膨宫介质出现便限制了高分子介质的应用。

12.4.2.2　低分子介质:电解质

单极操作需要不导电的介质,生理盐水作为电解质溶液,不能在单极电极手术中使用。这种情况催生了无菌水的应用,但无菌水被身体吸收后有溶血风险。其他介质如葡萄糖、山梨醇、甘露醇等没有溶血风险,并且是一种不含电解质的膨宫介质。

（a）生理盐水

生理盐水是诊断性宫腔镜最理想的介质,可以提供清晰的画面,且疼痛较轻。生理盐水与二氧化碳比较,存在的唯一问题是渗漏。双极电极可以用生理盐水作为膨宫介质[14,15]。人体对大量生理盐水耐受性较好,一般不导致低钠血症,但是在操作过程中仍然需要准确记录出入液体量。

（b）甘氨酸

浓度为 1.5% 和 2.2% 的甘氨酸介质均可以作为宫腔镜操作的膨宫介质。虽然甘氨酸作为介质能提供清晰的画面,但应用甘氨酸的风险在于在人体吸收后经肝脏代谢为氨和水,可进一步导致电解质紊乱和水中毒。值得注意的是即便没有电解质紊乱的发生,氨自身也可以导致脑功能障碍[16]。

（c）山梨醇作为甘露醇的同分异构体,也是一种常用的膨宫介质。山梨醇是一种等张性液体,其代谢物为二氧化碳和水,可以在一定程度上导致液体负荷过大及渗透性利尿。山梨醇可能是宫腔镜操作中最安全的一种膨宫介质。

12.5　内渗的机制、后果、预防及处理

宫腔镜操作中液体内渗目前有两种解释。一种是当肌层和内膜

层血管存在破裂时,大量灌流液进入体循环。另一种解释是当膨宫压力过大时,灌流液进入血管中。因此,当膨宫压力持续超过平均动脉压时,膨宫介质向血管内渗透导致的内渗综合征(OHIS)的风险就会增加。

育龄期女性对低钠血症的敏感性较高。当体内 Na+ 失衡时,大脑通过 Na+- K+泵系统代偿性调整。育龄期女性由于受女性激素的影响,Na+- K+泵的功能被抑制,即使轻度的 Na+ 失衡即可导致脑水肿和脑疝,造成生命危险[17]。

OHIS 的严重程度同时取决于患者自身是否合并高血压、心脏病及糖尿病等基础疾病。

12.5.1 OHIS 的预防和处理

液体被大量吸收后,患者会出现液体负荷过大,氧饱和度和血压下降,导致肺水肿及右心衰竭。如果患者是局麻,钠缺乏会造成明显的症状,血管变化的症状会最早表现出来。有研究发现喉水肿时由于肿胀无法气管插管而不得不行喉造口术[18]。胸部 X 线提示肺门阴影,有时会伴随尿量减少。由于组织缺氧、容量负荷过大及电解质失衡,最终进展为弥散性血管内凝血[19]。电解质和 pH 紊乱主要表现为低钠血症、呼吸性酸中毒和渗透压降低。有报道一例伴随低钙血症和酸中毒的 OHIS 最终导致心电图改变[20]。

12.5.2 传输和监测系统

最简单的传输系统是压力传输系统,只需将灌注液挂在患者旁边的输液架上,另一种改良装置是用压力泵传输液体。但值得注意的是这种装置虽然简单方便,但是在一些复杂手术中无法维持和监测宫腔压力。传输系统压力的设置超过宫腔内压力,便于保持宫腔内压力低于动脉压,减少液体吸收[21,22]。

监测液体的出入量是很有必要的,但受多种因素的影响,比较复杂。首先,灌注装置里的液体量通常超过 3 L;其次袋子里剩余液体量无法精准测量;第三是宫腔镜操作过程中收集的液体无法准确测量;并且有时候液体吸收速度过快无法评估[23]。

12.5.3 减少膨宫介质吸收的方法

在宫腔镜操作中,虽然如前所述应该有专门的设备监测液体的传输和吸收,但仍有其他方法可以减少膨宫介质的吸收,当大量液体被吸收时,手术室的护士及助手应及时发现并提醒手术医生。

（a）术前准备

在宫腔镜操作前给予促性腺激素释放激素类药物可促使子宫肌瘤缩小、内膜变薄及血流减少。子宫肌瘤的大小和子宫内膜的厚度与灌注液体被吸收后的风险直接相关,同时也与手术时间及出血的风险有关。促性腺激素释放激素激动剂的应用在一定程度上降低女性激素对 Na+-K+泵的抑制,从而可以减少低钠血症的发生[24]。

（b）术中

宫颈注射血管加压素有助于宫颈扩张,减少操作中出血风险。一项纳入 106 位女性的随机对照研究发现,当 8 ml 浓度为 0.05 U/ml 的血管加压素渗透进宫颈基质,能减少膨宫介质的吸收[25]。

如上所述,选择既安全又合适的膨宫介质是预防 OHIS 发生的重要措施。膨宫介质的压力应该低于人体动脉压,一般将压力设置为 80~100 mmHg,并用与出口相连接的抽吸装置进行监测[26]。

用双极进行切除及机械粉碎可以减少电解质失衡的风险[27]。如果在宫腔镜操作过程中出现出血,通常提示有较大的静脉窦开放,同时也会增加液体吸收的风险。这种情况下立即停止操作 10 分钟,通常可以止血并减少液体吸收[28]。

12.5.4 OHIS 的处理

除了规范的操作和检查能预防和及时发现液体超负荷外,有效的急救措施也是必要的。有报道称液体渗透达 500 ml 时会造成脑水肿,因此推荐这样的患者在术后行 CT 检查[29]。目前还没有造成肺水肿最小液体量的研究报道,但是通常认为健康的成年绝经前女性能较好耐受 1 000 ml 以下的非电解质液体。对于有渗透压失衡风险的患者,建议置入中心静脉通道,并且在操作开始 30 分钟后监测电解质。当液体渗透 1 000 ml 时会导致 Na+浓度下降 10 mmol/L[29]。宫腔镜操作中应该留置尿管监测尿量,当渗透的低渗液体超过 500 ml 时应给予利尿剂。

液体超负荷和心血管代偿失衡表现为饱和度下降及气道压力增大。这种情况应该给予利尿、扩张血管处理。低钠血症和酸中毒须用高渗盐水及碳酸钙进行纠正。

12.6 气体栓塞

气体栓塞可见于宫腔镜检查及手术操作[30]。栓塞的气体可来源于室内、管道或膨宫介质加压所致等。如果用二氧化碳作为膨宫介质,也是气体栓塞的一种来源。当患者处于头低脚高位,静脉压力降低,气体会被吸收随着循环进入静脉,因此建议宫腔镜操作尽量不要采用头低脚高位。

血氧饱和度下降、继发于右心衰的血压下降通常提示气体栓塞的可能。对于麻醉患者,其他监控系统有终末二氧化碳和经食道超声心电图。200~300 ml 的气体即可造成气体栓塞,但可以在数分钟内通过左侧卧位及给予 100%纯氧控制。

在极端情况下,可以通过左侧肋缘下针刺进入心脏抽吸气体,这种情况需要应用 100%纯氧和足够的电解质液体尽快恢复血流动力学的平衡[31]。

12.7 手术并发症

12.7.1 穿孔

在操作过程中极易发生宫颈撕裂从而造成后续手术操作困难。

在宫颈扩张过程中发生子宫穿孔也很常见,有报道称其发生率为1%~9%[32]。宫腔镜手术中,穿孔常发生在肌瘤电切及纵隔电切过程中。只要在外科电切手术中发生穿孔,均须进一步探查是否有肠管及膀胱的损伤。对于不孕症及育龄期女性,子宫穿孔后即使没有出血也要进行缝合,以防止出现子宫破裂或胎盘植入[33,34]。

预防穿孔的措施有在宫腔镜操作前谨慎扩张宫颈及应用米索前列醇。一般当发现张力消失及子宫壁塌陷时,应警惕穿孔的发生。穿孔的部位不同,造成的损伤程度和处理措施均不同。宫底部穿孔通常不造成严重的后果,而侧壁穿孔有出血及形成腹膜后血肿的风险,须行腹腔镜或者开腹探查术。宫角部位相对比较薄弱,该部位的操作需要更加谨慎。

肌瘤电切、宫腔粘连分离及纵隔切除等宫腔镜手术都有较高穿孔的风险。在腹腔镜辅助或超声引导下操作此类手术能较大程度降低穿孔的风险[35]。

12.7.2 出血

出血是宫腔镜操作不太常见的并发症,报道发生率为0.5%~2%[36]。一般停止手术操作并按摩子宫数秒即可控制严重的出血。如果出血未控制,可以在宫腔内放置导尿管并注射20~30 ml蒸馏水压迫止血。导尿管放置12~24小时后通常可成功控制出血。

12.7.3 感染

宫腔镜操作后感染的发生较为常见,但不推荐常规预防性应用抗生素。如果宫腔镜操作时间较长并多次进出宫腔进行操作或存在已被证实的宫颈炎、阴道炎,在术中及术后应用抗生素更加安全。目前有报道发现宫腔镜检查后出现盆腔感染的案例,同时会增加子宫内膜异位症发生的风险[37]。

12.7.4 其他罕见的并发症

虽然罕见,但标本病理检查有子宫肉瘤的报道,因此有必要对所有标本进行组织病理学检查[38,39]。

12.8　手术操作注意事项(预防并发症)

12.8.1　宫腔镜下子宫肌瘤切除术

在切除肌瘤过程中要充分考虑患者对保护子宫的要求,选择损伤最小、风险最低的手术方式。目前已有不同肌瘤大小及位置的操作规范。通常情况下如果子宫超过孕 16 周子宫大小或 15 cm 及单个肌瘤超过 6 cm,增大的宫腔极大地增加了液体超负荷的风险,不再适合行宫腔镜手术切除肌瘤[40,41]。另外,如果肌瘤占据超过一半的宫腔,也不适合宫腔镜手术。欧洲妇科内镜协会推荐 I 型肌瘤是宫腔镜手术的最佳适应证。肌壁间肌瘤是宫腔镜手术中不易完成的类型。虽然有处理肌壁间肌瘤的应对措施,但一旦发现肌瘤大小超过预估,应该选择二次手术或者腹腔镜操作。

12.8.2　宫腔镜下粘连分离术

宫腔镜分离粘连可用手术剪、Colin 刀或者双极电刀。宫腔粘连通常比较广泛,从而导致宫腔形态失常。在这种情况下,可以从宫角处开始分离粘连,逐渐暴露宫腔,或者在超声引导下进行操作以防子宫破裂。

12.8.3　宫腔镜下子宫纵隔切除术

子宫纵隔切除的手术难度及风险与宫腔粘连相当。纵隔切除可以在超声或腹腔镜引导下操作,但切除深度与手术医生的经验和技术水平密切相关,通常切除至宫颈内口。显微手术剪由于无须扩张宫颈及不造成周围内膜热损伤而成为处理纵隔的最佳工具选择[42],其缺点是无法控制出血。

12.9　远期并发症

宫腔镜操作可造成宫腔粘连,多见于纵隔切除及肌瘤切除术后,发生率较低。医生们探索了多种预防宫腔粘连的方法,但目前尚无绝对有效的策略。目前临床上常用的预防宫腔粘连措施包括使用损伤性小的器械、宫腔内放置球囊、术后雌激素应用及宫腔内防粘连药物的应用等[43,44]。

宫腔镜手术的其他并发症包括子宫内膜异位症和子宫破裂(多继发于子宫纵隔切除术后的妊娠)。这些并发症通常与手术电器械的应用及手术穿孔史有关[45]。

结论/要点

1. 肌瘤位置及大小的选择:ESGE 推荐 I 型肌瘤和 6 cm 以下的肌瘤适合宫腔镜下切除。

2. 宫腔镜操作前进行心血管及肾脏功能评估。

3. 绝经前女性发生脑水肿的风险高于男性及绝经后的女性。

4. 对于较大的肌瘤,在术前给予 GnRH 预处理可降低 OHIS 的风险。

5. 应该在操作前及操作后 30 分钟检测血液中 Na+/K+/Cl- 水平。

(陈圆辉 张翠莲 译 张少娣 校)

参考文献

[1] Mettler L, Patel P, Caballero R, et al. Hysteroscopy: an analysis of 2-years' experience. JSLS. 2002; 6(3): 195-197.

[2] Jansen FW, Vredevoogd CB, van Ulzen K, et al. Complications of hysteroscopy: a prospective, multicenter study. Obstet Gynecol. 2000; 96(2): 266-270.

[3] Cayuela E, Cos R, Onbargi L, et al. Complications of operative hysteroscopy. J Am AssocGynecol Laparosc. 1996; 3(suppl 4): s6.

[4] Hulka JF, Peterson HA, Phillips JM, et al. Operative hysteroscopy: American Associationof Gynecology membership survey. J Am Assoc Laparosc. 1995; 2(1995): 131-132.

[5] Propst AM, Liberman RF, Hodow BL, et al. Complications of hysteroscopic surgery: predicting patients at risk. Obstet Gynecol. 2000; 96(4): 517-520.

[6] Warner MA, Martin JT, Schroeder DR, et al. Lower-extremity motor neuropathy associated with surgery performed on patients in a lithotomy position. Anesthesiology.1994; 81(1): 6 – 12.

[7] Cannì M, Gallia L, Fanzago E, et al. Day-surgery operative hysteroscopy with loco-regional anesthesia. Minerva Ginecol. 2001; 53(5): 307 – 311.

[8] Mushambi MC, Williamson K. Anaesthetic considerations for hysteroscopic surgery. Best Pract Res Clin Anaesthesiol. 2002; 16(1): 35 – 52.

[9] Aydeniz B, Gruber IV, Schauf B, et al. A multicenter survey of complications associated with 21,676 operative hysteroscopies. Eur J Obstet Gynecol Reprod Biol. 2002; 104(2): 160 – 164.

[10] Brusco GF, Arena S, Angelini A. Use of carbon dioxide versus normal saline for diagnostic hysteroscopy. Fertil Steril. 2003; 79: 993 – 997.

[11] Pellicano M, Guida M, Zullo F, et al. Carbon dioxide versus normal saline as a uterine distension medium for diagnostic vaginoscopic hysteroscopy in infertile patients: a prospective, randomized, multicenter study. Fertil Steril. 2003; 79: 418 – 421.

[12] Corson SL, Brooks PG, Soderstrom RM. Gynecologic endoscopic gas embolism. Fertil Steril. 1996; 65: 529 – 553.

[13] Paull J. A prospective study of dextran-induced anaphylactoid reactions in 5745 patients. Anaesth Intensive Care. 1987; 15: 163 – 167.

[14] Berg A, Sandvik L, Langebrekke A, et al. A randomized trial comparing monopolar electrodes using glycine 1.5% with two different types of bipolar electrodes (TCRis, Versapoint) using saline, in hysteroscopic surgery. Fertil Steril. 2009; 91: 1273 – 1278.

[15] Darwish AM, Hassan ZZ, Attia AM, et al. Biological effects of distension media in bipolar versus monopolar resectoscopic myomectomy: a randomized trial. J Obstet Gynaecol Res. 2010; 36: 810 – 817.

[16] Ayus JC, Arieff AI. Glycine-induced hypo-osmolar hyponatremia. Arch Intern Med. 1997; 157: 223 – 226.

[17] Ayus JC, Wheeler JM, Arieff AI. Postoperative hyponatremic encephalopathy in menstruant women. Ann Intern Med. 1992; 117: 891 – 897.

[18] Wegmüller B, Buenzli HCM, Yuen B, et al. Life-threatening laryngeal edema and hyponatremia during hysteroscopy. Crit Care Res Prac. 2011; 2011: 1403814 pages. https://doi.org/10.1155/2011/140381.

[19] Sethi N, Chaturvedi R, Kumar K. Operative hysteroscopy intravascular absorption syndrome: a bolt from the blue. Indian J Anaesth. 2012; 56(2): 179 – 182.

[20] Lee GY, In Han J, Heo HJ. Severe hypocalcemia caused by absorption of sorbitol-mannitol solution during hysteroscopy. J Korean Med Sci. 2009; 24:

· 532-534.

[21] Hasham F, Garry R, Kokri MS, et al. Fluid absorption during laser ablation of the endometrium in the treatment of menorrhagia. Br J Anaesth. 1992; 68: 151-154.

[22] Garry R, Hasham F, Manhoman SK, et al. The effect of pressure on fluid absorption during endometrial ablation. J Gynecol Surg. 1992; 8: 1-10.

[23] Boyd HR, Stanley C. Sources of error when tracking irrigation fluids during hysteroscopic procedures. J Am Assoc Gynecol Laparosc. 2000; 7: 472-476.

[24] Mavrelos D, Ben-Nagi J, Davies A, et al. The value of pre-operative treatment with GnRH analogues in women with submucous fbroids: a double-blind, placebocontrolled randomized trial. Hum Reprod. 2010; 25 (9): 2264-2269.

[25] Phillips DR, Nathanson HG, Milim SJ, et al. The effect of dilute vasopressin solution on blood loss during operative hysteroscopy: a randomized controlled trial. Obstet Gynecol. 1996; 88: 761-766.

[26] Baskett TF, Farrell SA, Zilbert AW. Uterine fluid irrigation and absorption in hysteroscopic endometrial ablation. Obstet Gynecol. 1998; 92: 976-978.

[27] van Dongen H, Emanuel MH, Wolterbeek R, et al. Hysteroscopic morcellator for removal of intrauterine polyps and myomas: a randomized controlled pilot study among residents in training. J Minim Invasive Gynecol. 2008; 15: 466-471.

[28] Kumar A, Kumar A. A simple technique to reduce fluid intravasation during endometrial resection. J Am Assoc Gynecol Laparosc. 2004; 11: 83-85.

[29] Istre O, Bjoennes J, Naess R, et al. Postoperative cerebral oedema after transcervical endometrial resection and uterine irrigation with 1.5% glycine. Lancet. 1994; 344: 1187-1189.

[30] Wood SM, Roberts FL. Air embolism during transcervical resection of endometrium. BMJ. 1990; 300(6729): 945.

[31] Shaikh N, Ummunisa F. Acute management of vascular air embolism. J Emerg Trauma Shock. 2009; 2(3): 180-185.

[32] Stankova T, Ganovska A, Stoianova M, et al. Complication of diagnostic and operative hysteroscopy-review. Akush Ginekol (Sofia). 2015; 54 (8): 21-27.

[33] Corson SL. Hysteroscopic diagnosis and operative therapy of submucous myoma. Obstet Gynecol Clin North Am. 1995; 22: 739-755.

[34] Howe RS. Third trimester uterine rupture following hysteroscopic uterine perforation. Obstet Gynecol. 1995; 7: 311-316.

[35] Bellingham R. Intrauterine adhesions: hysteroscopic lysis and adjunctive methods. Aust NZ Obstet Gynaecol. 1996; 36: 171-174.

[36] Hart R, Molnar Béla G, Magos A. Long term follow up of hysteroscopic myomectomy assessed by survival analysis. Br J Obstet Gynaecol. 1999; 106: 700 - 705.

[37] Parkin DE. Fatal toxic shock syndrome following endometrial resection. Br J Obstet Gynecol. 1995; 102: 163 - 164.

[38] Raiga J, Bowen J, Glowaczower E, et al. Failure factors in endometrial resection 196 cases. J Gynecol Obstet Biol Reprod (Paris). 1994; 23: 274 - 278.

[39] Reed H, Callen PJ. Myometrial leiomyosarcoma following transcervical resection of the endometrium. Gynecol Endosc. 1996; 5: 49 - 50.

[40] Indman PD. Hysteroscopic treatment of menorrhagia associated with uterine leiomyomas. Obstet Gynecol. 1993; 81: 716 - 720.

[41] Neuwirth RS. Hysteroscopic submucous myomectomy. Obstet Gynecol Clin North Am.1995; 22: 541 - 558.

[42] Cararach M, Penella J, Ubeda A, et al. Hysteroscopic incision of the septate uterus: scissors versus resectoscope. Hum Reprod. 1994; 9: 87 - 89.

[43] Vercellini P, Fedele L, Arcaini L, et al. Value of intrauterine device insertion and estrogen administration after hysteroscopic metroplasty. J Reprod Med. 1989; 34: 447 - 450.

[44] Abu Rafea BF, Vilos GA, Oraif AM, et al. Fertility and pregnancy outcomes following resectoscopic septum division with and without intrauterine balloon stenting: a randomized pilot study. Ann Saudi Med. 2013; 33: 34 - 39.

[45] Sentilhes L, Sergent F, Roman H, et al. Late complications of operative hysteroscopy: predicting patients at risk of uterine rupture during subsequent pregnancy. Eur J Obstet Gynecol Reprod Biol. 2005; 120(2): 134 - 138.

宫腔镜在不孕症中的新进展和应用前景 **13**

缩略语	汉语全称
ET	胚胎移植
IVF	体外受精
RIF	反复种植失败
RPOC	妊娠组织残留
USG	超声

13.1 概述

　　子宫在胚胎着床至妊娠分娩的过程中发挥着重要作用。在不孕症病因中,子宫性因素占 10%~15%。宫腔镜是诊断和治疗子宫因素不孕和胚胎着床失败的重要手段。宫腔镜操作因其简便、快捷、耐受性好等优点而成为子宫病变诊治的金标准操作。对于阴道超声检查正常的女性,通过宫腔镜检查可发现 20%~40% 的微小病变[1]。在 IVF 术前进行宫腔镜检查的,无反复种植失败(RIF)病史人群中 18%~50% 可发现被忽略的宫腔病变,而在 RIF 人群中,这一比例上升至 40%~43%[2]。

　　宫腔镜检查在不孕症的诊断和治疗中发挥着重要作用。宫腔镜下子宫内膜诊刮能提高 RIF 患者的妊娠率,有研究发现较未诊刮者能提高 70% 的临床妊娠可能性[3]。宫腔镜检查在全球范围内的应用比较普遍,尤其是对子宫因素不孕症的治疗、IVF 术前及 RIF 患者。由于宫腔镜操作的诸多优点,将来在未知领域内可能会有更进一步的探索和应用。宫腔镜及相关器械的新进展及新应用将在本章节详细介绍。

13.2 宫腔镜和器械的新进展

经过数年的不断改进,宫腔镜检查已经从需要住院治疗逐步变为更加灵活、轻巧的门诊检查。宫腔镜操作器械的许多新进展已经扩大了宫腔镜的适应证及操作的灵活性,也因此扩大了在不孕症领域的应用范围。

13.2.1 Trophy 宫腔镜

Trophy 宫腔镜是一种直径为 2.9 mm 的简便硬镜,其设计有 30° 倾斜角便于减小创伤。这种宫腔镜创新性地设计了一个附属外鞘可用于检查或者操作(图 13 - 1)。宫腔镜检查可以用直径 2.9 mm 的内镜,在发生渗漏时通过向前推检查鞘关闭宫颈管道,此时可通过双向水流重建视野。其手术鞘自带的 5 Fr 操作孔道,可完成更多的手术操作(图 13 - 2),并且使经阴道宫腔镜检查可以不使用窥器、拉钩及麻醉镇痛。

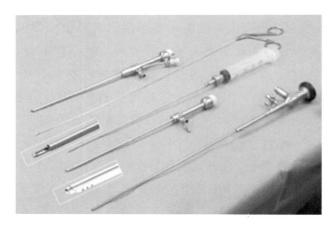

图 13 - 1 Trophy 宫腔镜用于检查及手术操作的外鞘
(图片复制已授权: Courtesy RCampo)

子宫一站式诊断包括阴道 B 超、Trophy 宫腔镜检查及术后宫腔内灌注液体未流出时再次阴道 B 超进行对比(图 13 - 3)。如果发现

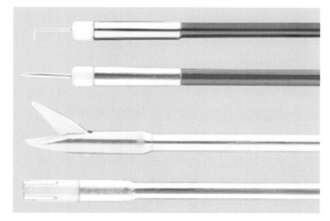

图 13 - 2　法国应用的 Trophy 硬镜器械
（图片复制已授权：Courtesy RCampo）

子宫内膜病变，可以通过 5 Fr 操作孔道置入操作器械，直视下处理病灶而无须使用窥器。子宫一站式诊断和治疗操作复杂性低，患者依从性高，可以直视组织标本，为子宫病变的诊治打开了新的方向和视野[4]。

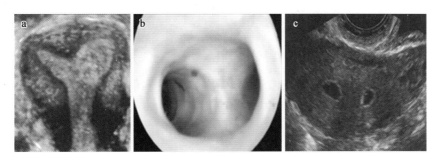

图 13 - 3　子宫一站式诊断：（a）阴道超声检查；（b）trophy宫腔镜；（c）术后再次阴道超声对比。
（图片复制已授权：Courtesy RCampo）

13.2.2　手持宫腔镜

这是一种可手持的便携式无线装置系统，操作简便，无须麻醉。诊断性宫腔镜检查可在 3 分钟内完成操作，患者耐受性较好。手持宫腔镜保存了传统宫腔镜摄像和光源系统的可视化优点[5]。

13.2.3 虚拟宫腔镜

VirtaMedHystSim(虚拟现实宫腔镜培训模拟装置)是一种可以为医生提供内镜诊断和治疗操作训练的装置。模拟装置可以训练子宫肌瘤切除、内膜息肉切除等手术操作及手术剪、抓钳等手术器械(图13-4)。虚拟现实装置是培训医生的一种有效工具,通过培训医生熟悉宫腔镜操作流程及手术器械,降低操作并发症,提高操作的有效性和熟练程度。在模拟装置上用真实的手术器械操作减少了从模拟到真正操作转变的不适应性。虚拟模拟装置使用 SimProctor™ 独特的模拟器,能提供提示、操作技巧等指引培训者提高操作技能[6]。

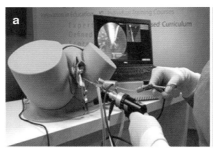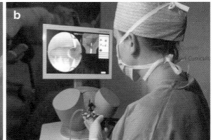

图 13-4　虚拟现实宫腔镜培训模拟装置(a,b)
(图片复制已授权:Courtesy RCampo)

13.2.4 Firefly DE1250

这是第一个有图像和视频功能(30 帧/秒)的小型无线电数字内镜摄像装置。轻便及放大倍数高的优点使其在内镜操作过程中便于应用。摄像功能首次开创了硬镜和软镜的可视化操作。同时软件可以保存、查看图像视频(图 13-5)[7],更加便于教学、交流等。

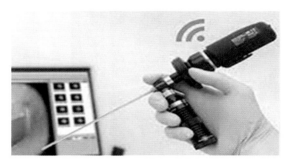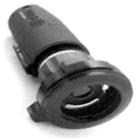

图 13 - 5　Firefly DE1250
（图片复制已授权：Courtesy RCampo）

13.2.5　宫腔镜下组织粉碎器

美奥舒：通过双极射频针去除肿瘤后，宫腔镜刨削系统粉碎器通过机电粉碎术将病变组织粉碎后取出。FIGO 或 ESGR 定义的 2 型子宫平滑肌瘤可在局麻下进行上述操作[8]。

组织粉碎器：该装置由两个配套的远端带有电切装置孔的硬型圆管组成，内管有电切功能，随外管以一定的速度旋转切除组织，同时不断将切除物传输至收集装置便于病理检查。在操作中通过脚踏控制开关及旋转方向，不使用电凝功能，无组织分散风险[9]。

13.2.6　格林伯格窥器

格林伯格窥器长 74 mm，比标准的中号格拉夫窥器短约 36 mm。格林伯格窥器较格拉夫窥器缩短了外部操作系统与手持宫腔镜约 34%距离（相当于 28 mm），使宫腔镜（包括软镜及硬镜）置入更加容易。窥器使宫颈更易被触及，从而减少了宫腔镜轴的长度及进入宫颈管装置的扭矩（图 13 - 6）[10]。

13.3　宫腔镜的应用展望

宫腔镜优点众多，在未知的新领域可能会有新的应用前景。宫腔镜的应用新进展将在本章节详述（图 13 - 7）。

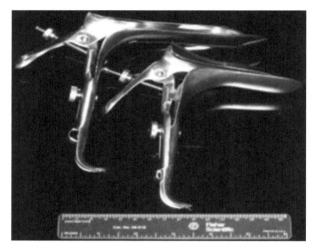

图 13 - 6　标准的格拉夫窥器(左)及格林伯格窥器(右)
(图片复制已授权：Courtesy James Greenberg)

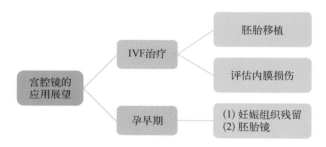

图 13 - 7　宫腔镜的应用展望

13.3.1　宫腔镜在体外受精—胚胎移植中的应用

宫腔镜引导下的胚胎移植

　　IVF - ET 助孕成功的关键因素是胚胎质量和子宫内膜的容受性。有报道称高达 30% 的胚胎移植后妊娠失败缘于胚胎移植操作[11]。胚胎移植的困难程度与移植后的成功率相关[12]。任何降低胚胎移植困难程度的操作都可在一定程度上提高临床妊娠率。宫腔镜引导下的胚胎移植已经成为反复 IVF - ET 助孕失败及移植困难者的一种新选择(图 13 - 8)。

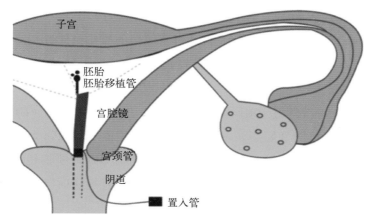

图 13 - 8　宫腔镜引导下胚胎移植

13.3.2　宫腔镜在胚胎移植困难中的应用

　　移植困难可能跟宫颈弯曲度过大、宫颈管欠规则或宫颈侧弯等有关。对于移植困难者,过去常通过宫颈扩张或塞纱布等方式操作。通过宫颈管整形纠正宫颈因素或避开宫颈管而通过子宫肌层进行移植也是可采取的措施。宫腔镜可使曲度过大的宫颈管正常而避免移植困难,是移植困难者可借用的有效工具。

　　36 例因宫颈弯曲度过大或宫颈管狭窄移植困难者,在宫腔镜下评估宫颈内膜,并通过 malecot 导管经宫颈操作进行纠正,处理后有 2/3 患者移植操作明显变得容易。在 IVF - ET 助孕中,子宫颈异常的纠正可提高临床妊娠率,降低移植难度可提高胚胎种植率[13]。未来宫腔镜的应用将成为此类移植困难者的有效处理措施,为经子宫肌层移植困难者提供另一种选择。

13.3.3　宫腔镜引导下胚胎移植在 IVF - ET 助孕失败中的应用

　　对于 IVF - ET 助孕失败的患者,宫腔镜引导下移植可更加直观的放置胚胎,有可能提高临床妊娠率。Kilani 等将宫腔镜置入 5 mm 进行操作,无须扩张宫颈,其采用二氧化碳作为膨宫介质,以 100 ml/min 的流速稳定的充入二氧化碳直至看到宫颈内口。在操作中要注意避免宫腔镜置入超过宫颈内口,以防内膜损伤或出血。胚胎移植(Wallace)管从保护套中取出后,通过宫腔镜的操作鞘放置在距离宫底约 1 cm 的子宫内膜上,已有报道用此种方法移植出生的新生儿[14]。

Kamarva 等的另一项研究发现,宫腔镜引导下胚胎移植(HEED)能提高 2~3 倍的妊娠率。用轻便的小型宫腔镜及氮气作为膨宫介质,在第 2 或 3 天通过胚胎移植导管进行移植。HEED 能将胚胎放到理想位置,减少胚胎滞留及异位妊娠的风险。但是这项操作的缺点包括费用增加、侵入性操作及内膜损伤的风险等[15]。

宫腔镜在胚胎移植中的应用有一定的前景和应用价值,但仍需对更多 IVF－ET 助孕失败者进行随机性研究进一步评估。

13.3.3.1 宫腔镜下子宫内膜下胚胎移植(SEED)

胚胎种植过程包括囊胚在子宫内膜的定位和吸附。基于在直视下将囊胚置入子宫内膜下有可能提高成功率的假设,提出了子宫内膜下胚胎移植的概念。Kamarva 等曾在 3 mm 的灵活小型宫腔镜引导下行子宫内膜下囊胚移植。该操作用氮气(50 cm³, 70 mmHg)作为膨宫介质,在宫腔镜逐渐进入的过程中避免了与内膜的接触,从而减少了器械自身对内膜造成的损伤。通过半硬质导管,胚胎在宫腔镜直视引导下置入内膜下约 1 mm。有研究报道 15 例中 6 例获得临床妊娠[16]。SEED 的优点如下:

(a)宫腔直观可视,如果无意损伤内膜可将胚胎放置在不同的位置。

(b)由于移植导管不触碰宫底,减少了子宫收缩的风险。

(c)放置胚胎时所需液体量更少,减少异位妊娠的风险。

该操作潜在的不足包括内膜损伤、侵入性操作及费用高,尚需更多的前瞻性随机对照研究进一步探讨宫腔镜下子宫内膜下移植的应用价值。

13.3.3.2　宫腔镜在评估子宫内膜完整性和移植管导致的内膜损伤中的作用

影响胚胎移植后成功妊娠的因素包括移植管上是否血染、子宫蠕动、移植管型号、移植管装管、移植管放置位置、移植方法及移植前超声检查[17]。超声引导下的胚胎移植可以在放置胚胎的时候避免触碰宫底,减少引起子宫收缩的机会,提高成功率。目前几乎没有胚胎移植管对内膜完整性影响的研究,此方面的研究对胚胎成功种植是相当必要的。宫腔镜是一种有应用价值和应用前景的工具,一方面可协助移植困难者优化流程,同时也可评估内膜完整性及内膜是否受损。

Murray 等模拟宫腔镜下胚胎移植的内膜损伤研究发现,对于移植容易者,54%无内膜损伤,37%有中重度内膜损伤。对于中度移植困难者,并没有发现内膜损伤的程度跟移植困难程度有相关性。研究结论认为医生对于移植难易程度的感觉与内膜损伤程度无明显相关性($P = 0.41$),强调对移植的临床评分欠准确。同时研究观察到移植管造成的明确内膜损伤如无出血性内膜褶皱和内膜下出血灶等,因此研究进一步提出用宫腔镜评估不同移植管的差别。并且,宫腔镜可用作临床医生的移植操作培训,协助其提升移植技术,避免移植对内膜的损伤,从而改善 IVF‑ET 助孕结局[18]。

尚需要更多的随机性研究进一步探讨移植管对内膜损伤及移植操作难易程度对内膜影响的关系。

13.3.4　宫腔镜在早期妊娠中的应用

13.3.4.1　宫腔镜在去除妊娠残留物及生育力保存中的应用

宫腔妊娠物滞留可导致内膜炎症反应,并进一步造成宫腔粘连。对妊娠物盲刮操作易造成基底层损伤,导致宫腔粘连并影响未来的生育。流产清宫后宫腔粘连的概率约 66.7%[19]。宫腔镜可在直视下操作,妊娠组织能完全清除,减少粘连的发生及反复宫腔操作。

一项荟萃分析和系统性评价显示,宫腔镜引导下去除妊娠残留物较传统方式并发症率更低(子宫穿孔、感染、阴道出血),宫腔粘连发生率降低(5.7%),再次妊娠率高(75%)[20]。与传统的清宫操作相比,宫腔镜下清宫后再次妊娠时间间隔更短、新发现的不孕相关问题更少[21]。

13.3.4.2 胚胎镜

早期妊娠流产率为 15% ~ 20%,其中 60% ~ 70% 是由于胚胎染色体异常所致[22]。应用宫腔镜对早期妊娠失败组织进行进一步检查称为胚胎镜。胚胎镜的操作避免母体组织及抽吸所致的血液污染,而是对胚胎直接进行检测,提高了细胞遗传学检测的准确性。虽然绝大多数早期妊娠丢失是染色体异常造成的,但经宫颈置入胚胎镜也可同时检测到其他异常。

虽然经宫腔置入小型内镜观察早期胚胎是可操作的,但光学分辨力并不是特别清楚。目前硬型内镜的分辨力相对更佳,可经过腹部和子宫肌层进入后观测胚胎。

Philipp 等对 272 位诊断为稽留流产患者,在宫颈扩张和诊刮前行宫腔镜操作。对绒毛组织的细胞遗传学分析发现,75% 有染色体核型异常,而正常核型中有 18% 存在形态上缺损,无核型及形态学异常的仅占 7%。

对于有复发性流产史者,形态学缺损与遗传学发现的相关性指导临床医生为患者提供复发性流产的遗传咨询及产前保健指导[23]。

宫腔镜在将来可进一步用于早期流产的诊断及宫腔粘连的预防。

13.3.5 宫腔镜在新领域的应用前景

宫腔镜尚有许多未知的应用前景,在将来可能会被进一步探索发展出新的应用领域。例如借助宫腔镜操作进行宫腔内人工授精,将处理过的精子放置在通畅输卵管侧的宫角处。对于反复种植失败者,可同时进行内膜容受性的评估。医生可通过这些操作查找 RIF 的病因并指导下一步治疗。宫腔镜还可以用于孕早期 β HCG 阳性而超声检查不明确者。对于一些特殊患者,门诊宫腔镜检查可协助决定是否行进一步腹腔镜操作。宫腔镜还可以协助进行子宫内膜干细胞治疗,为薄型子宫内膜患者提供另一种希望(图 13-9)。

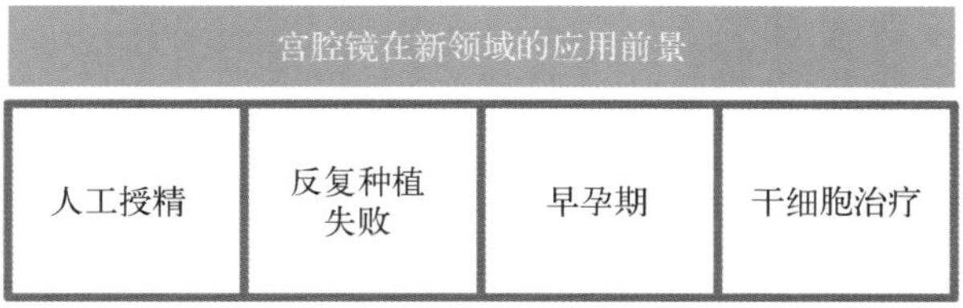

宫腔镜在新领域的应用前景			
人工授精	反复种植失败	早孕期	干细胞治疗

图 13-9 宫腔镜在新领域的应用前景

结 论

目前宫腔镜作为不孕症的初步检查已经有较为广泛的应用,对于宫腔异常的诊断和治疗有较好的效果。宫腔镜未来在胚胎移植、胚胎镜及移植困难者中都将发挥一定的作用。不断研制的孔径更小、类型更多样、光学设置更先进的宫腔镜增加了其在不孕症患者中的应用,提高了治疗效果。宫腔镜及模拟器的新进展,使临床医生对许多宫腔镜引导下的未知领域的操作更加熟练、有信心,虽然目前尚未投入临床应用。新的器械和先进技术的结合将扩大宫腔镜在不孕症中的应用范围,宫腔镜的应用前景将更加光明!

(陈圆辉 张少娣 译 张翠莲 校)

参考文献

[1] Koskas M, Mergui JL, Yazbeck C, et al. Offce hysteroscopy for infertility: a. series of 557 consecutive cases. Obstet Gynecol Int. 2010; 2010: 168096. https://doi.org/10.1155/2010/168096.

[2] Bozdag G, Aksan G, Esinler I, Yarali H. What is the role of offce hysteroscopy in women withfailed IVF cycles? Reprod Biomed Online. 2008; 17(3): 410-415.

[3] Potdar N, Gelbaya T, Nardo LG. Endometrial injury to overcome recurrent embryo implantationfailure: a systematic review and meta-analysis. Reprod Biomed Online. 2012; 25(6): 561-571.

[4] Campo R, Meier R, Dhont N, Mestdagh G, Ombelet W. Implementation of hysteroscopy inan infertility clinic: the one-stop uterine diagnosis and

treatment. Facts Views Vis Obgyn.2014；6(4)：235－239.

[5] www.endosee.com. Assessed on 12 Mar，2017.

[6] https：//virtamed.com/hystsim. Assessed on 30 May 2017.

[7] www.freflyglobal.com. Assessed on 31 May 2017.

[8] Munro MG. Hysteroscopic myomectomy of FIGO type 2 leiomyomas under local anesthesia：bipolar radiofrequency needle-based release followed by electromechanical morcellation. JMinim Invasive Gynecol. 2016；23（1）：12－13.

[9] www.intervalolibre.wordpress.com. Assessed on 12 Mar，2017.

[10] Greenberg JA. The greenberg hysteroscopy speculum：a new instrument for hysteroscopy. JSLS. 2006；10：129－113.

[11] Cohen J. How to avoid multiple pregnancies in assisted reproduction. Hum Reprod.1998；13(suppl 3)：197－214.

[12] Spandorfer SD，Goldstein J，Navarro J，et al. Diffcultembryo transfer has a negative impact on the outcome of in vitro fertilization. Fertil Steril.2003；79(3)：654－655.

[13] Yanushpolsky EH，Ginsburg ES，Fox JH，et al. Transcervical placement of a Malecotcatheter after hysteroscopic evaluation provides for easier entry into the endometrial cavityfor women with histories of diffcult intrauterine inseminations and/or embryo transfers：aprospective case series. Fertil Steril. 2000；73(2)：402－405.

[14] Kilani Z，Shaban M，Hassan LH. Live birth after hysteroscopic-guided embryo transfer：a casereport. Fertil Steril. 2009；91(6)：2733.e1－2.

[15] Kamrava M，Tran L. Hysteroscopic endometrial embryo delivery（HEED）. In：Kamrava M，editor. Ectopic pregnancy-modern diagnosis and management. Rijeka，Croatia：In Tech；2011. 79－86.

[16] Kamrava M，Yin M. Hysteroscopic sub endometrial embryo delivery（SEED），mechanicalembryo implantation. Int J Fertil Steril. 2010；4(1)：29－34.

[17] Schoolcraft WB，Surrey ES，Gardner DK. Embryo transfer：techniques and variables affectingsuccess. Fertil Steril. 2001；76：863－871.

[18] Murray AS，Healy DL，Rombauts L. Embryo transfer：hysteroscopic assessment of transfercatheter effects on the endometrium. Reprod Biomed Online. 2003；7(5)：583－586.

[19] Schenker JG，Margalioth EJ. Intrauterine adhesions：an updated appraisal. Fertil Steril.1982；11：593－561.

[20] Smorgick N，Barel O，Fuchs N，et al. Hysteroscopic managementof retained products of conception：meta-analysis and literature review. Eur J Obstet GynecolReprod Biol. 2013；173：19－22.

［21］ Ben-Ami I, Melcer Y, Smorgick N, et al. A comparison ofreproductive outcomes following hysteroscopic management versus dilatation and curettageof retained products of conception. Int J Gynaecol Obstet. 2014; 127(1): 86－89.

［22］ Tariverdian G, Paul M. Genetic aspects of disorders in early pregnancy. In: Genetic diagnosisin obstetrics and gynaecology, Guidelines for clinic and practice. Berlin: Springer publishinghouse; 1999. 191－198. https://doi.org/ 10.1007/978－3－642－58453－4.

［23］ Philipp T, Philipp K, Reiner A, Beer F, Kalousek DK. Embryoscopic and cytogenetic analysisof 233 missed abortions: factors involved in the pathogenesis of developmental defects of earlyfailed pregnancies. Hum Reprod. 2003; 18(8): 1724－1732.